過敏信號

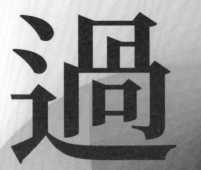

循環代謝受堵，體內毒素排不出去，
引起發炎反應，這就是過敏的真相，
也是疾病的前兆。

作者———黃鼎殷醫師

結合東西方醫學，
排毒抗敏，不再為過敏所苦

很開心新的過敏的書又再重新編寫後上市，在過往沒機會仔細告訴大家的事，剛好透過本書來說明。

我是台大醫學院畢業，學歷屬於西方醫學，但是我接觸中醫的因緣是從大學二年級開始，當時跟隨兩位老師學習，第一位是來靜師父，也就是「北宗」的派別開始學習氣功，有動功和靜功，分別為旋轉和打坐，在過程中，學到百日築基、第三眼還有煉丹；另一位老師是傅師羽，在他引導下修練黃帝內經與氣功，這兩位師傅是我學習中醫的基礎，所以我是以練氣練功進入中醫的，並且開始閱讀中醫的經典，雖然沒有進入中醫系或中醫診所學習，也和一般中醫學系歷程不太一樣，但是有老師可以隨時請益，我與中醫的關係一直維持不墜。

當時我對於陰陽五行、五運六氣等等發生困惑的時候，那個階段是倚賴倪海廈老師一系列的書籍與影片得到解答；倪海廈是經方派（也就是傷寒派），以張仲景的理論（理法方藥）為本的醫學，後來影響我整個排毒系統的理論根源，並以六經六期為基礎來訂定排毒的策略。

同時期也接觸到一本同類毒學（Homotoxicology）的書，鍾傑是台大醫學系的老前輩，也是自然醫學的大老前輩，他翻譯德國若克威克（Dr. Hans- Heinrich Reckeweg）的理論，裡面的「退病」和「進病」也是六個階段，當時大家都以為是東西方同時產生兩個相似的理論，近幾年發現學術圈的研究發現，同類毒學是來自於張仲景的六經傳病，只是用西方的語言表達出來，不過這也表示，在若克威克醫師的臨床經驗中，勢必面臨與張仲景的理論相似的情況，才會讓他寫出《同類毒學》。

黃鼎殷

在我治療過敏的排毒理論中，最重要的一件事是，要先認識甚麼是
「毒」？

「多」就是毒，不光是大家以為的有害物質，即使是營養，分量太多
也是毒，脂肪對人體很重要，但太多就造成健康危害；我們的腦部需要醣，
但醣太多就會造成身體負擔；我們的身體很奇妙，當體內某些東西太多，
便會透過大小便、汗液、肝膽排出的膽汁、血液淋巴等等（這些暫時藏毒
的地方）排出去，我們身體一直在做這些事情。

那為什麼還是會生病呢？當身體在進行排除多餘毒素的動作中，有可
能毒塞、效率不佳或來不及排出來，我們必須用強力的手段進行，把它排
出來；這種動態平衡每天都在進行，人活著一天，即便吃得再小心，我們
身邊依舊有空氣汙染、水汙染、食物污染，因為 200 年來化學工業產生了
很多重金屬、致癌物，多氯聯苯、DDT 等等毒素，很多怪病、自體免疫疾病、
癌症等等都和這些毒素有相當的大關係。

使得我們一輩子都要關注「毒素有沒有有效率的被排出來」，雖然我
的臨床經驗在進行 14 天或 21 天後就能有明顯的效果，但是，長期關注自
己身體排出廢物的效能就如同關心你的汽車效能一樣，定期且重要。

除了好的營養之外，好的精神、好的價值觀等等，也是一種能量，我
們人體才能進入一個比較健康的狀態，我很開心本書在談及過敏時，增加
情緒過敏的原因，加入可以改善情緒、達到身心合一的觀點，這是我數十
年來從醫之路一直堅持的，醫師不只是開藥，還能陪伴病人找到解病的根
源，完成一本可以陪大家好好生活的書。

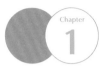

過敏不難纏，「毒出能入」就健康

　　關於「過敏」，我要說的是：「很簡單，兩個星期就搞定了。」因為，「你根本並沒有過敏！」

　　在醫學角度來說，過敏是一種反應「症狀」的方法，並不是「病」，身體沒有過敏反應就完蛋了；但是，大多數的人都將它當作病來治，方向錯誤，過敏就沒完沒了。

　　你身上之所以出現的過敏症狀，源自於你體內累積了很多需要被代謝出去的毒素，而身體負責排毒的管道又堵塞了。切實知道了症狀的真正源頭，接下來只要打通「微循環」，惱人的過敏症狀就能以令人驚異的效能達成大幅改善。

　　過敏反應出原本的問題和現在的狀態，看出「你過著什麼樣的生活」，因此得要有轉換生活型態的認知和對身體健康的認識，放棄先入為主的觀念，變成你面對過敏的新態度。

●● 過敏症狀一點兒都不難醫

乍聽之下，你或許覺得不可思議，但一旦親身體驗過，「驚異」很快地就會轉變成「驚喜」！沒錯，長久以來，困擾著你的並不是過敏，那些會讓人覺得是過敏症狀的現象，其實是體內的積毒在暗中作祟，把搞鬼的毒素清除掉之後，身體不再以「發炎」反應示警，過敏症狀自然就解除了！

原理很簡單：哪裡塞住了，就把它疏通，更何況塞的都是毒素，留著幹嘛。試想：家中的汙水管線或馬桶堵塞了，你會怎麼處理？一定是疏通嘛，不可能放任不理或索性蓋住，任由穢物堆積、臭氣沖天。那身體負責排出毒素的管道阻塞了，毒素滯留體內導致發炎，產生過敏症狀作為警示時，你又怎麼能夠漠然地只治標而不治本呢？

●● 靠藥物，治標不治本，還會加重病情

以藥物減輕症狀帶來的不適，只不過是把毒素圍堵在體內，這種尋求暫時舒緩的下場是，東邊的狀況解除了，卻又在西邊出事，西邊的狀況看似搞定了，北邊、南邊也來摻一腳，搞得你疲於奔命、苦不堪言的。這就是阻塞而不疏通的結果，凡事壓抑久了，積累到某一程度，免不了就會來個大爆發，逼你不得不去正視問題的根本，從源頭找尋徹底解決的方法。

「萬變不離其宗！」每個人的過敏症狀或許不同，但本質是一樣的，就是體內發炎所致，中西醫的看法相似，我也認同。但是，在解決過敏的方法上，只用藥緩解患者的過敏不適或一昧要求患者避開過敏原，我認為這不是真正的治療態度。

就西醫的診斷，比較常見的過敏有：呼吸道過敏（打噴嚏、流鼻水、氣喘等）、消化道過敏（腹瀉、嘔吐、便秘等）、皮膚過敏（搔癢、蕁麻疹、濕疹等）、黏膜過敏（眼睛紅、眼睛癢等），因為人體最容易藉由這些部位接觸到外來物質，像是經由消化道吃進過敏原、經由

呼吸道吸入過敏原、從皮膚和黏膜直接接觸到過敏原。所以，西醫普遍認為，最簡單的預防過敏之道是遠離過敏原、減少暴露在過敏原之下，免得過敏症狀反覆報到，萬一過敏症狀太嚴重或惡化，就用藥減輕不適，例如鼻水止不住地流就用止鼻水藥物、皮膚搔癢難耐就擦類固醇藥膏等。

可是，最根本的發炎問題並未被解決。這種單從表面抑制過敏症狀，只治標不治本的作法，不僅解決不了過敏，更慘的是讓身體一直處於發炎狀態，並讓致使身體發炎的毒素只能不斷往體內深處積累，毒害、損傷身體組織和器官，最後便有可能惡化成疾病或癌症。

●● 微循環堵塞：身體會「積毒→發炎→過敏」

要治本，就要從根本著手。

既然過敏症狀的產生來自於體內發炎，而體內之所以發炎肇因於排不出體外的積累毒素，那麼就得想辦法暢通身體負責排出毒素的管道，**「微循環」正是身體內進行血液與細胞之間物質交換的第一線**，

這些微動脈與微靜脈之間的微血管網非常細緻、敏感，網路分布也最廣，主要負責向各組織細胞輸送養分並運走代謝物。

微循環好，通路暢行無阻，營養輸送和基礎代謝就順暢；微循環有障礙，就像網路斷訊，好的（養分）進不來，壞的（廢物、毒素）也出不去，組織細胞得不到營養又排不掉廢物與毒素，器官的生理功能就會大受影響。

重建微循環在解決過敏症狀上占據的關鍵地位，只要打通微循環，代謝順暢，體內的毒素可以無阻地排出，身體便不必要作出發炎反應，自然也就不會產生過敏症狀了。

簡言之，微循環如同細胞的生命線。微循環好，細胞的營養和代謝都好，人體的健康和自我療癒力也好。微循環差，營養不良又充滿毒素的細胞會鬧罷工，身體就開始這裡不舒服那裡痛的，如一些過敏症狀，積毒久了就成大疾，當壞細胞變得不受控時，下一步就有可能致癌。

那微循環為什麼會受阻呢？因為這些布滿全身且直達末梢的微血管都非常非常的細小，很容易就被廢棄物、毒素給塞住，可說是體內

累積過多的「寒毒」。

　　而這些寒毒又從哪裡來呢？就飲食來看，是攝取過多的肉類、甜食和加工食品。就環境而言，是無所不在地充斥在你我生活周遭的眾多汙染，包括空氣汙染，如現在最教人惴惴不安 PM2.5（細懸浮微粒），還有重金屬汙染、環境荷爾蒙等。

　　各種毒素以被進食、呼吸、接觸等方式進入人體內，如果無法被順利地被代謝掉、排除掉，便會堵塞排毒管道，往出口的方向不通，毒素只好轉個彎往體內深處堆積，當身體到達難以負荷的臨界點時，就啟動發炎模式，並以過敏症狀釋出警訊、發出求救信號，告知你：「體內好毒啊，趕緊來疏通微循環，不然就要大爆發了。」

●● 毒出再能入，排毒快、吸收好，自癒力 UP

　　我建立的毒出能入，是從生理著手延伸到情緒引發，治療模式就是模仿身體本來的運作方式，促進機能循環活化，使身體自癒功能發揮到最大。所以首先，我會請他們做足蒸，先暢通身體末梢的微循環，

一旦微循環功能恢復正常，身體自己就比較能將體內的毒素排出，體內毒害和濕寒氣減少，身體的自我療癒系統也會跟著更新、升級。

重建良好的微循環時，還要排清宿便，再進行更深層的排毒，包括淋巴排毒、肝膽排毒。從大腸與皮膚是表（淺層），淋巴位在中間（半表半裡），肝膽是深層，依序暢通四大路徑。

關注食物的毒時，也要治療情緒的毒，因為有些人過敏斷不了根，肇因深層情緒問題，爭吵、壓力都會引發過敏。情緒是毒也是一種動力，治療中我將它視為禮物，透過釋放與真正面對自己，把壓力轉變成生命豐富的養分。

當然，「毒出」之時，也得「能入」，供給細胞和身體好的養分和能量。配合我研發出來的「頂營食療法」，針對個人的體質，吃「對」的食物，幫助身體進行「毒出能入」的運作，維持、恢復身體的動態平衡，就能為自己和家人的健康做最佳的管理。

擊退過敏

打通微循環、排出毒素，
過敏OUT的健康奇蹟

Chapter

1

過敏是「症」不是「病」

一說起「過敏」，家家都有本難念的經！

「是喔！我們家的誰誰誰（或是誰家的某某某）也是那樣耶，看了好多醫生，做了好多檢查，吃了好多藥，卻還是時好時壞的，怎麼也治不好。這過敏啊，真的是很難搞！」

我們常見的過敏症狀，不外乎打噴嚏、流鼻水、咳嗽、氣喘、皮膚搔癢、蕁麻疹、濕疹、眼睛紅、眼睛癢、腹瀉、嘔吐等，用了藥，緩解了不適，感覺好一些，但會一再反覆發作，總是無法根治。久而久之，過敏症狀成了揮之不去的常態，便成了所謂的「過敏體質」，被解釋為 ——**因為體質如此，所以容易誘發過敏。**

也因為這過敏總愛去而復返，來來去去的煩人，所以傳統西方醫學將之就歸類為現代社會的文明病，並揪出許多「黑手」，將它們統稱為「過敏原」，也就是會誘發人體產生過敏反應的物質，諸如：塵蟎（的排泄物）、花粉、寵物的皮屑、一些食物（豆類、堅果、含麩質的小麥和小麥製品、帶殼海鮮、雞蛋、牛奶等），然後以「避免接觸過敏原」來預防和治療過敏。可是，即使針對「過敏原」這號目標敵人遠離之後，過敏就不再來了嗎？答案恐怕是否定的。

●● 過敏，是身體深層「毒太多」的警訊

過敏的各種輕重不一症狀，是身體發出警訊的表現，告知我們體內正在發炎，讓我們趕緊去了解炎症的程度，還有體內毒素累積到哪些部位了。

那麼，身體為什麼發炎？發炎又為什麼會產生過敏症狀？原因真的很單純，就是身體負責排出毒素的管道堵塞了，毒素持續在體內日積月累卻找不到出口，愈積愈多，讓體內發炎反應不斷延續，並經由各種過敏症狀「拉警報」。這是人類身體內建的「智慧裝置」，一套靈敏而完備的警報系統。

既然已追根究底找到了過敏的原因──「身體負責排出毒素的管道堵塞了」，而且還是這麼單純的因素，排出毒素的管道堵塞了，該怎麼辦呢？就是疏通。所以，只要暢通身體負責排出毒素的管道，讓體內沒有毒素，停止發炎反應，解除警報，過敏症狀自然就解決了。

可以更簡單的說，人體中某些物質過多就是「毒」，例如體內鋅過多，就是鋅中毒，但是過少時，就是微量元素不足，要從海鮮等食物攝取。原來，只要確實執行「毒出能入」，兩週後就能拉高身體的自癒力，不僅過敏不上身，也不易感染或致病、罹癌。

過敏部位和症狀

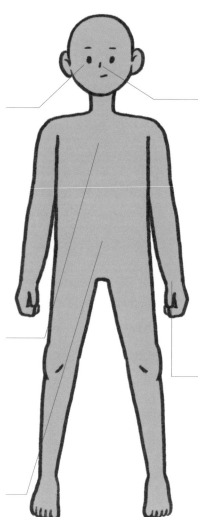

眼睛

症狀

- 空氣品質不良就覺得眼睛乾、澀、癢
- 配戴隱形眼鏡時眼睛容易乾、紅、癢、流淚
- 花粉季時的眼睛腫脹、流淚

疑似過敏原

- 空氣中的有毒物質
- 隱形眼鏡和藥水裡的化學物質
- 花粉

呼吸道

症狀

- 在戶外時的突然胸悶、急喘
- 氣候轉變時的劇烈咳嗽、喘氣
- 鬱悶時突然喘不過氣

疑似過敏原

- 空氣中的有害物質
- 氣溫變化大
- 情緒

腸胃道

症狀

- 吃到某些食物而產生腹瀉、嘔吐

疑似過敏原

- 特定食物、食物中毒

鼻子

症狀

- 半夜或清晨時猛打噴嚏（平時較少）
- 流鼻涕時間超過兩星期以上
- 鼻涕清澈透明且鼻黏膜較為蒼白
- 花粉季的打噴嚏和流鼻水

疑似過敏原

- 塵蟎
- 溫差
- 花粉
- 空氣中的有害物質

皮膚

症狀

- 驟冷驟熱時便起疹塊
- 吃下某些食物就起疹塊
- 氣候濕熱導致流汗時的搔癢
- 氣候乾冷時的乾癢

疑似過敏原

- 溫差
- 特定食物
- 濕氣與汗液
- 氣候乾燥

●● 家有過敏兒，焦急在父母心

過敏性鼻炎、氣喘、異位性皮膚炎，是台灣三大常見的小兒過敏症狀。好發於半夜和清晨的呼吸道過敏症狀，如氣喘、咳嗽、打噴嚏、流鼻水、鼻涕倒流，或是溫差大的秋冬和流感季節的黏膜和皮膚過敏症狀，如眼睛紅癢、異位性皮膚炎，總是讓家長備感焦慮。

西醫認為，兒童過敏有兩大因素，一是遺傳，另一是環境；如果父母都有過敏疾病，嬰兒一出生，最好接受過敏原檢測，選用預防過敏的配方奶（如水解嬰兒配方奶粉）等，之後也應該做好育兒環境控制，並避免接觸過敏原及非過敏原刺激物。

●● 害小寶貝老是過敏的 4 大黑手

1. 過早接觸飲食與生活環境裡的毒素

0 到 2 歲的幼兒，身體發育尚未完全成熟。以肝臟來說，要 2 歲以後才會發育完成。所以，幼兒若在 2 歲之前，經由飲食、環境或醫療而攝入一些重金屬或其他毒素，此時肝臟解毒功能尚未完備，毒素入侵的影響便會加重。即使過了 2 歲，也要很注意孩童的飲食。肉類、蛋類、奶類和甜食等這四類食物，代謝出來的廢物就是壞黏液，給孩童吃太多這些食物，很容易在體內累積成毒素，引發炎症，進而產生過敏症狀。

2. 過度依賴抑制過敏症狀的藥物，改變身體酸鹼值

經常，孩童一有過敏或不舒服的症狀，家長就急著帶去看診拿藥，用藥物緩解病情。然而過度依賴西藥，包括抑制過敏症狀的藥物，可能會影響孩童身體的酸鹼值（pH 值）。因為西藥的 pH 值很低，多屬強酸，太常服用西藥，身體的酸鹼值有可能被略微改變。而抑制過敏症狀的藥物，如抗組織胺止鼻水藥等，或許能暫時緩解症狀，讓孩子舒服一些，但是導致過敏症狀的根本並未被解決，毒素和炎症仍然存在體內，長期累積下來，過敏症狀將逐次加重。再則，若常用藥物控制免疫反應，也會使人體本身的免疫功能降低，反而更容易生病。

3. 長期吹冷氣（低於攝氏 26 度以下）或不易流汗

台灣的夏季氣候，高溫、悶熱又潮濕，常靠冷氣調節溫濕度。許多孩童從一出生就生活在空調環境裡，長時間處在低溫狀態下，手腳總是冰涼，微循環不佳，老是著涼、感冒、犯過敏。而且，經常待在冷氣房裡，幾乎不流汗。排汗，能將體內的毒素和多餘的熱跟著水分一起排出；如果都不出汗，那麼身體便缺少了一個排出毒素、多餘的熱和水分的途徑。

4. 家長的情緒和家中的氛圍

家中的氛圍也會影響孩童的免疫功能。臨床上常見，雙親關係不睦、家長脾氣暴躁或情緒不好而導致家中氛圍緊張，無形中造成孩童的心理壓力或創傷，進而影響到他們的免疫反應，頻繁誘發過敏症狀。

●● 成人也過敏？主因是生活習慣

有些人的過敏症狀是從小到大（或從小到老）如影相隨，也有些人是成年之後或到了某個歲數才赫然被醫生宣告有過敏體質。

常見的成人過敏症狀，如過敏性鼻炎，對低溫、特殊氣味和不好空氣相當敏感，易流鼻水、打噴嚏、鼻塞、夜咳等；皮膚容易搔癢、紅腫，有異位性皮膚炎、蕁麻疹、濕疹；氣管過敏，會氣喘；過敏性結膜炎，眼睛紅、癢，時有異物感。真的只是因為有過敏體質嗎？就我的研究發現，體內積累的毒素才是元凶，體質只是代罪羔羊，應該好好檢視自己的飲食與生活型態，為何體內的微循環會受阻，毒素無法排出體外。

飲食中，食物的葷素比例

根據人類的生理構造，我認為現代人吃太多肉類食物了，葷食比例過高，產生許多壞黏液，對身體有害無益。

先就牙齒構造來看，人類只有 4 顆犬齒，占全口腔 32 顆牙齒的八分之一，不像豺狼虎豹等肉食性動物滿嘴都是犬齒，表示人類只需偶而用到犬齒，依人類犬齒的占比來估算，葷食應該只要占整體飲食的八分之一就已足夠。

再就腸道構造來看，豺狼虎豹等肉食性動物的腸道很短，吃進肉類之後不會在腸道停留太長的時間，但人類的腸道很長，和草食性動物比較類似，如果吃進太多肉類，就會因為肉食在腸道停留的時間長，而容易產生宿便，導致毒素累積。

違反自然法則的食物

奶和蛋這兩類食物，也屬於廣義的葷食，而且它們的生產過程還不符合自然原則。

有沒有想過，為什麼一頭乳牛會分泌那麼多的乳汁（牛奶）、一隻蛋雞可以產下那麼多的雞蛋？因為人類需要這兩類商品，所以只好以違反自然法則的方式，想方設法讓牠們產出大量的牛奶和雞蛋。以乳牛為例，先是透過人工篩選、培育出奶量大、泌乳期長的乳牛，然後以人工授精提高牠們受孕和生小牛的次數，以人為因素和作法去延長牠們的泌乳期，才能獲取大量的牛奶作為商品。

過多的甜食和精製糖

現代人的飲食還有一個很大的問題，就是吃太多甜食，尤其是精製糖（加工過的糖，而非食物天然的糖分），攝入過多的糖分。這些糖分進入體內之後，會瞬間拉高血糖和胰島素，影響大腦的判別，誤以為是大量的養分進來，於是便把它轉換成脂肪儲存起來。忽高忽低、不穩定的血糖容易影響免疫系統的調節作用，進而誘發過敏症狀。

缺乏運動

運動，可以消耗多餘的熱量，還能夠促進排汗。可是，現代人全身活動量相當的低。久坐不動，微循環會不順暢；而運動量不足，也無法透過大量的排汗去排出體內毒素。

●● 與過敏做朋友？埋下嚴重疾病的前兆！

因為甩不掉過敏症狀的糾纏，有些患者久病之後只好萌生消極想法：「不如就和過敏做朋友，和平共存吧！」萬一症狀發作或嚴重難受到無法忍受，反正有藥可以緩解不適。別傻了！這完全是逃避現實的鴕鳥心態。不去正視過敏症狀所代表的意義，不從根本去解除身體發出的警報，只會讓過敏情況愈來愈糟糕，甚至嚴重引發併發症、致病、罹癌等，況且光是過敏來襲變得愈來愈頻繁，就會煩到教人不堪其擾。

我並不否定西藥的「救急」角色。當過敏症狀發作時，使用抑制藥物，舒緩病情，確實可以帶來舒服感，安定患者的心理。舉例而言：眼睛紅、腫、癢到張不開，點個消炎眼藥，就不會去搓揉了；皮膚發紅疹子、疹塊，搔癢又難看，擦個類固醇藥膏，症狀就消失了。藥物所帶來的立即舒服感，會讓患者以為被醫好了；下一次，過敏症狀再發生，就再用藥，久了，就對藥物產生依賴感（甚至有成癮性）；然後故作釋然，覺得甩不掉就算了。這種不面對現實而自以為安全的作法，就如同鴕鳥，在危難時把頭埋入沙坑，以蒙蔽視線尋求心理安全感。

就像是不小心失足溺水，恐懼、絕望之時，會很想要趕快先抓住一根浮木，我可以理解這樣的心情，但真的得救了嗎？長期使用藥物救急，壓制體內的過敏反應，換來一時的舒服感、安心感，可是：一、問題還是沒有解決，過敏症狀的根源還在；二、過於依賴藥物，會對藥物成癮；三、藥物除了抑制症狀之外，還會有其他副作用，甚至有些副作用是未知的。

●● 避開過敏原，就不再過敏了？

凡是會引發過敏症狀的物質，西醫將之統稱為「過敏原」，像是最近在台灣空氣中很夯的 PM2.5，耳邊常聽到的塵蟎（及其排泄物）、花粉、寵物皮屑等，致過敏食物榜上常客的貝類、魚類、含麩質小麥、大豆、花生、樹堅果、雞蛋、牛奶等。因為有過敏原這號敵人，許多醫療院所、健檢中心都提供過敏原檢測服務，幫患者找出過敏的「罪魁禍首」，然後要患者遠離過敏原，就能預防過敏症狀復發。

心疼小寶貝為過敏所苦的家長，添購防蟎寢具、除塵蟎機、空氣清淨機、掃地機等，還賣力清潔家中環境，不准孩子吃這個、碰那個的，辛苦阻絕過敏原入侵生活周遭，希望降低過敏發作機率，可有時結果卻仍教人沮喪，還以為又出現了新的過敏原呢。

這種心理和用藥緩解過敏症狀一樣，避開過敏原也只是治標，心理安慰的作用大些。

過敏是怎麼一回事？

●● 西醫「過敏」說：免疫系統過度反應

　　傳統西方醫學將「過敏」定義為「過度敏感」，解釋為人體免疫系統對於一些外來物質或病原體「過度敏感」所產生的反應。

　　人體內有一個免疫系統，專門負責偵測並抵禦細菌、病毒、有害物質等外來敵人的侵犯，是身體的防衛軍。免疫系統健全，身體便有很好的屏障護衛，也就是抵抗力好。當偵測到外敵來襲時，免疫系統的第一步反應就是炎症，以發炎反應來釋出警報，召集體內的白血球和一些化學物質前去消滅入侵者。一般而言，這種保護反應不會對身體造成傷害。然而，一旦免疫系統「過度敏感」，對外來物質或病原體「反應過度」，或是將正常組織誤判為入侵者，或是抵禦任務結束後卻未停止發炎反應，讓身體一直處在發炎狀態，便會造成身體不適，甚至影響身體健康。

●● 黃醫師研究說：過敏是免疫反應被阻礙，身體的「發炎警告」

　　同樣從免疫學出發，但我的論點有一些不同。以我多年來的臨床研究和經驗，過敏並非源自於免疫系統反應過度，而是免疫反應受到阻礙，以致於無法驅逐外敵，外敵一直留滯體內，炎症跟著持續，於是產生紅、腫、癢、打噴嚏、咳嗽等不適症狀。而阻礙免疫反應的元凶，也就是下一節要深入談的「黏液」。

●● 千百種過敏都要從根本解決

過敏症狀有時從呼吸道表現，有時從消化道表現，有時出現在皮膚和黏膜，但是萬變不離其宗，就是體內發炎反應所致，而發炎則是微循環阻塞、積毒過多的徵兆。

我小時候只要一吃到蝦子、螃蟹，喉嚨就會立刻腫脹，非常的難受。那時的我，體型瘦弱，經常生病，吃了不少西藥；微循環也很差，一到冬天，手腳就冷冰冰；雖然不太愛吃肉類食物，但很愛吃白米飯。現在再回過頭看，我當時的身體應該已經累積了很多毒素了，飲食習慣不良，再加上微循環不好，所以一吃蝦蟹就發出過敏症狀。

現在我的微循環、排宿便、淋巴排毒、肝膽排毒等這四大身體排出毒素的管道都暢通了，體內無毒、不再產生發炎反應，所以當初的過敏原對我來說，一點兒也不成困擾，我再也不必東躲西藏地去避免接觸過敏原。

以家庭關係來解釋過敏原：就像妳曾經談了一場失敗的戀愛，從此母親就不再信任妳的判斷力，連帶所有的一切，從吃飯到穿衣服都會嘮叨念妳，即使妳事業或投資成功，都無法讓母親停止嘮叨，因為重點源頭是「挑對象能力差」。

過敏也一樣，找不到源頭，身體就會到處「嘮叨」拉警報。

所以，我會一再強調，要治本，就要從根本著手。過敏症狀的根本就在於「黏液和毒素」，一定要正視，不能迴避！只要打通微循環、排宿便、淋巴排毒、肝膽排毒，有系統、有邏輯地從表層到深層去清除體

內的黏液與毒素，過敏症狀真的很好解決。

　　尤其相較於成人，孩童的身上比較沒被汙染那麼多，在臨床上，很多小病患經過半年到一年的療程，身體就能夠順暢地排出黏液和毒素。當身體的排毒功能回復正常、體內不再有發炎反應之後，過敏原就不再是擾人的過敏原了，這才是真正可以交朋友的時候。

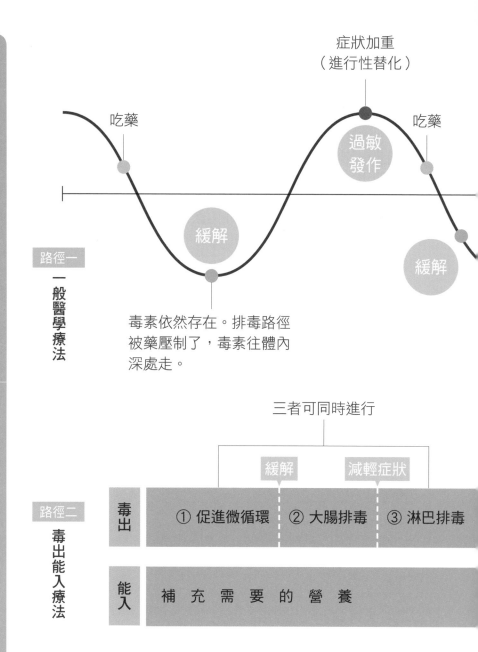

過敏療程比較

路徑一　一般醫學療法

吃藥

症狀加重
（進行性替化）

過敏
發作

吃藥

緩解

緩解

毒素依然存在。排毒路徑
被藥壓制了，毒素往體內
深處走。

三者可同時進行

緩解　　　減輕症狀

路徑二　毒出能入療法

毒出　① 促進微循環　② 大腸排毒　③ 淋巴排毒

能入　補　充　需　要　的　營　養

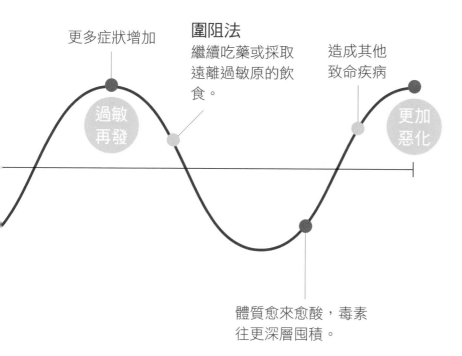

更多症狀增加

圍阻法
繼續吃藥或採取
遠離過敏原的飲
食。

造成其他
致命疾病

過敏
再發

更加
惡化

體質愈來愈酸,毒素
往更深層囤積。

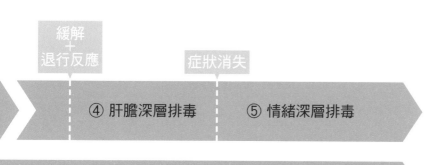

緩解
＋
退行反應

症狀消失

④ 肝膽深層排毒　⑤ 情緒深層排毒

註:適合小孩進行:足蒸＋淋巴排毒
　　適合大人進行:足蒸＋排宿便＋淋巴排毒
　　嚴重過敏:足蒸＋大腸排毒＋淋巴排毒＋
　　肝膽深層排毒＋情緒排毒

過敏，包裹毒素的壞黏液

小時候，常看到同學鼻下掛著兩行鼻涕，卻鮮少聽聞他們有什麼過敏與自體免疫的疾病；而今，醫學發達了，但醫院的過敏免疫科也跟著發達了，病號不斷。為什麼？以流鼻涕來說，以前的人雖然沒做太多的醫療處置，但身體的自我療癒系統會讓黏液從鼻子（孔竅）排出；而現在的大多數人卻選擇去看診，立即用藥止住鼻涕。

用藥將症狀抑制，換取了舒服與安心感，卻讓黏液和毒素留存在體內，使得原本已經找到了出口的黏液與毒素，這下子只好掉頭往體內深處鑽，慢慢地演變成病根，更有可能引爆更嚴重的疾病，例如：令現代人聞之色變的癌症（惡性腫瘤）──台灣年度十大死因第一名，且至2023 年已連霸 41 年。

我常說，要尊重症狀，不要看到一次就壓制一次。流鼻涕、咳痰及眼屎等，都是黏液在找出口，黏液為什麼要跑到這些孔竅來奪門而出？就是因為體內排放黏液的管道堵住了。面對身體好意發出過敏訊息示警，你需要的是正確的教育、良好的生活方式。

●●壞黏液是身體不想要的

人體是非常精密而且有智慧的。為了生存，我們的身體知道如何去汲取必須的養分、排除不必要的廢物和毒素。

汗水、尿液、糞便、痰等，都是身體排放廢物和毒素的形式。如果

廢物和毒素太多，或者是排放管道有障礙，沒有辦法完全排掉，就會轉換成兩種形式堆積在體內：一是變成宿便，另一是產生黏液。

黏液與中醫的痰飲、痰阻、痰滯及脾濕有相似的意思，倘若體內的黏液一直增多，就會到處去堆積，積到哪兒，那兒就發炎：跑到鼻竇處，就猛流鼻涕，發作成鼻竇炎；跑到眼睛，就多眼屎，結膜發炎；跑到肺部，變成痰，就咳嗽。所以流鼻涕、長眼屎、咳痰等症狀一來，你以為是過敏發作，其實是身體在求救：體內黏液太多了，趕快想辦法處理。

人，尤其是現代人，打從一出生，就因為飲食與生活型態而開始在體內累積黏液與毒素，活得愈久、積得愈多。這些長年堆積在體內的不好物質，不僅是過敏症狀的罪魁禍首，更是各種疾病的元凶首惡。過敏症狀、疾病等表現，都是身體為了提醒你趕緊去清除體內廢物、黏液、毒素所發出來的信號。

●● 黏液有「好」也有「壞」

黏液也有好壞之分。辨別的方法很簡單：大多數由植物產生的黏液都是帶有養分的好黏液，如秋葵、山藥、皇宮菜等蔬菜天然黏液；處於食物鏈上端的動物，體內的重金屬、廢物比較多，需要更多更稠的黏液去包覆，所以肉類食物裡就有很多不好的壞黏液。

人體內的黏液也有好壞之分，口水、精液、膠原蛋白都是好黏液，

痰就是壞黏液；體內黏液會增多與飲食有正相關，食用過多的肉類、牛奶、雞蛋、甜食、精製澱粉等，所代謝出來的廢物，需要比較稠的黏液把它們包覆起來運送，這些稠度和密度高的黏液也就是所謂的「壞黏液」，萬一腸道功能不佳，沒完全排放掉，就會到處堆積，甚至沾黏大腸壁。

●● 壞菌最愛壞黏液

人體內有數量非常之多（100 兆以上）的細菌（微生物），有好、有壞，但大部分都是中立的。這些細菌和人共生，在人體內形成一個非常複雜的微生物生態系。絕大部分的細菌（99%）住在腸道裡，也就是人體內最高效率的消化器官（負責營養吸收與排除毒素），以及最重要的免疫器官（進行免疫調節）。這些腸道菌有著非常重要的任務，既要供給腸道細胞養分，還得誘導免疫系統發展。所以說，腸道健康是身體的健康指標，而腸道健康的關鍵則在於腸道菌相（菌叢生態）。

簡單來說，好菌對大腸的好處是好菌產生的代謝物會被大腸吸收，壞菌產生毒素會造成發炎，使腸道黏膜受損，當腸道通透性變大，細菌、內毒素就容易進入大腸內。如果腸道中的好菌（益生菌）少、壞菌多，消化過程中在腸道留下來的食物殘渣會被壞菌發酵而產生腐敗物質，也就是毒素。偏偏壞菌就愛壞黏液，壞黏液多，壞菌就愈多，它們共同的嗜好就是大量的脂肪、大量的蛋白質，也就是無葷不歡的葷食主義者。壞菌和壞黏液狼狽為奸，破壞腸道環境，影響腸道功能，不僅導致腸道

宿便，黏液和毒素也無法排出，堆積過多之後就往身體各處亂鑽，引發各種發炎反應，過敏症狀也就跟著產生。

　　「好菌吃素、壞菌吃葷」是由林口醫院胃腸肝膽科臨床教授陳邦基提出的比喻，他是根據英國劍橋大學與牛津大學的 45 萬名測試的研究發現，大量肉食是腸道健康的殺手；雖然我們無法確認壞菌與葷食的絕對關係，但是可以確定「好菌吃素」的學理，因為腸道益生菌的食物是「益生質」──也就是水溶性膳食纖維，多吃富含膳食纖維的素食的確有益腸道健康，肉類並非完全不吃，因為含有蛋白質、鐵等營養素，對腸道細胞修復也很重要，但重要是掌握我所說的「一份」即可，怎麼吃，在後面的章節會仔細說明。想要有不發炎的好腸道、能夠正常運作的健康腸道，飲食習慣就應好好調整，多吃素、少吃葷。大量攝取高纖食物，纖維素在進入腸道之後，不但會吸附毒素，還會讓分解纖維的好菌增生，所產生的短鏈脂肪酸，保持腸道的微酸性，可以抑制壞菌滋生。

壞黏液是什麼？

　　黏液，由黏多醣蛋白、死亡的白血球和水等廢物所組成；中醫稱之為「濕氣」。

　　我們吃進食物後，在消化系統內會經過消化、吸收、代謝等過程，產生身體所需的養分和一些不需要的廢物。養分和廢物都溶於水，人體便運用此一特性將養分和廢物都變成液體輸送至身體各處。養分供給細胞、組織，讓身體器官可以好好運作，而廢物則在黏液的包覆下經由排汗、排泄等排放管道排出體外。

●● 黃醫師重要提醒

　　精製澱粉、肉類、蛋、奶、甜食等食物所產生的代謝廢物，是一種黏稠度較高的物質，也就是壞黏液。如果人體裡負責排出黏液的大腸被堵住了，黏液就會到亂鑽去找出口，跑到喉頭的黏液就是痰，在鼻腔的是鼻涕，在眼部的是眼屎，如果還是不能經由痰、鼻涕、眼屎等形式排掉，黏液就會回堵、堆積到體內，變成毒素。

　　細菌也喜歡以黏液作食物，傷口的膿、鼻竇炎的膿等，也是黏液狀。

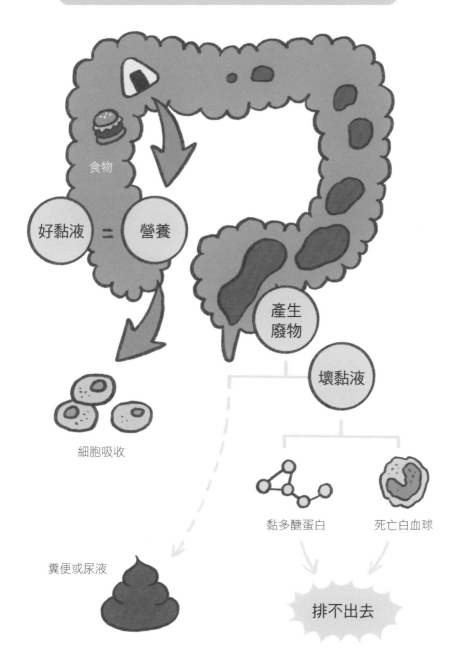

人體吸收與代謝原理

食物

好黏液 ＝ 營養

產生廢物

壞黏液

細胞吸收

黏多醣蛋白

死亡白血球

糞便或尿液

排不出去

打通微循環，
吸收、代謝不卡住

微循環（microcirculation），是身體內進行血液與細胞之間物質交換的第一線，也是唯一平台。這些連結微動脈與微靜脈之間的微血管（網）非常細緻、敏感，網路分布也最廣，綿密地交織、穿梭在組織裡，進行著不起眼的循環作用，擔負的卻是向各組織細胞輸送養分，並運走代謝物的重責大任，也像身體的轉運中心。

為了方便進行血液與細胞之間的物質交換，微血管的管壁非常的薄，薄到只有一層細胞的厚度，通透性高，利於物質通過。然而也因微血管的管壁彈性差，管徑細小，所以很容易被堵塞。

以交通路網來做比喻，微血管就如同鄉間小路般，一有阻塞情形發生，物資進不來、垃圾出不去，那麼偏鄉地區就會陷入物資缺乏又堆滿垃圾的窘境。在人體內，微血管暢通，微循環好，營養輸送和代謝就順暢，一路暢行無阻；微血管有障礙，微循環卡卡，就像網路斷訊，好的（養分）進不來，壞的（廢物、毒素）也出不去，組織細胞得不到營養補給，又排不掉廢物與毒素，器官的生理功能就會大受影響。

看似不起眼的微循環到底有多重要？非常重要！重要到説它是細胞的生命線，也不為過。微循環好，細胞的氧量、營養和代謝都好，人體的健康和自我療癒力也好；微循環差，營養不良又充滿毒素的細胞會鬧罷工，身體就開始不舒服，如一些過敏症狀的發作，體內毒素堆積久了就成疾病，壞細胞變得不受控時就有可能導致癌症。

所以在前言篇中，我就點明「微循環」在解決過敏症狀和疾病上所

據的關鍵地位，只要打通微循環，代謝順暢，體內的毒素可以毫無阻礙地排出，身體便不必要作出發炎反應，體內無毒、不發炎，自然也就不會產生過敏症狀了，很多疾病也就有解了。

●● 你的微循環暢通嗎？

想要知道自己的微循環是否暢通，有三項自我觀察的指標：

1. 是手腳是否冰冷？
2. 容不容易流汗？
3. 長期睡眠品質差？

倘若中了手腳冰冷或不流汗的其中一項，就表示微循環有問題。因為身體末梢（如四肢）和皮膚也有很多微血管，微循環若有障礙，血液流不到末梢那裡或血流速度很慢，手腳就會冰冷，汗液也無法藉由皮膚排出。

微循環不佳的另一個現象是睡眠品質差，包括熬夜、失眠、多夢等。夜間睡眠時，人體的氣血往內臟走，是體內進行組織細胞更新與修復工作的重要時機。

西醫研究理論，夜裡是內分泌系統最活躍的時期，尤其是生長激素大量分泌，攸關細胞的再生與修復；中醫說子午流注，晚上 11 點到凌晨 1 點走膽經排毒，凌晨 1 點到 3 點是肝經排毒。如果夜裡睡眠品質差，

可能就是微循環出了問題，導致氣血運行不佳，血液一直撐在腦部，一來沒有辦法睡得深、睡得好，二來組織細胞也得不到修復的機會。

那微循環會被什麼物質阻塞呢？原因出在這些布滿全身且直達末梢的微血管都非常非常的細小，很容易就被廢棄物、毒素給塞住，也就是體內累積過多的「寒毒」。低溫也是一項影響微循環的因素，溫度低，血管收縮不好，血液流動不順暢，就會直接影響到微循環。此外，還有一個因素：心臟。心臟若有問題或受損，導致收縮與輸出的功能減弱，某些微血管可能就得不到足夠的血液，微循環就會不好。

INFO

寒毒

無可否認，現代人的生活環境和食物都太毒了，PM2.5、環境荷爾蒙、農藥……不勝枚舉，從空氣到日用品、日常飲食，無所不在的有毒物質，林林總總的毒素經由鼻腔呼吸、皮膚接觸和口腔進食等途徑大舉侵入人體內，這或許也是文明的產物和代價吧。

●● 微循環阻塞，免疫功能就下降

微血管的管徑很細小，小到直徑只有一個紅血球的大小，但是比紅血球大的白血球，卻可以自我調整身形進到微血管裡，把微血管網當作是在體內移轉的通道，從這裡轉往正在呼叫它的病源處，消滅病原體。如果微循環不好，白血球的移轉通道被卡住了，免疫反應變得遲滯，免疫功能也會下降。

●● 排毒最重要：打通你的微循環

依我十多年來的臨床經驗，在在印證出微循環是身體能否順暢排出毒素的重要關鍵。打通微循環等於打通血液與細胞之間的物質交換管道，暢行的血流可以帶來細胞所需的氧氣與營養素，並將細胞的代謝廢物給清運走，時時都把黏液和毒素清除得乾乾淨淨的，便沒有毒可累積，無毒就不會有發炎反應，過敏症狀和疾病就不會上身。

當然，人體是很聰明的，本身就有很多的排毒機制，在功能正常的情況下，糞便、尿液和汗水就可以排掉九成的毒素，排毒應該不是件太困難的事。但倘若毒素太多了，多到超出身體的負荷，癱瘓了排毒機制，會讓人生病的體東西就會一直積存在體內。

微循環網說明

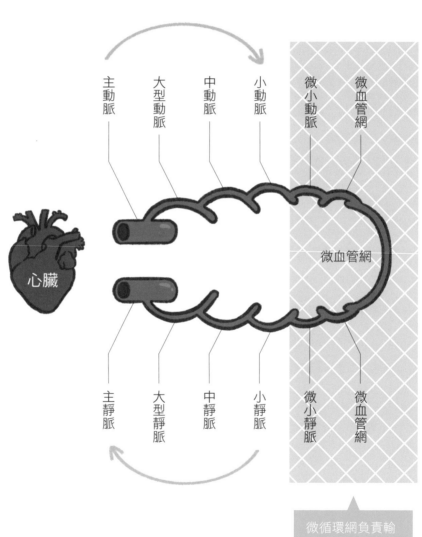

主動脈

大型動脈

中動脈

小動脈

微小動脈

微血管網

心臟

微血管網

主靜脈

大型靜脈

中靜脈

小靜脈

微小靜脈

微血管網

微循環網負責輸送養分、排出廢物與毒素。

●● 順序錯誤,反而造成身體衰弱

內外交相毒之下,養生風潮吹起,全民瘋排毒,中外皆然。關於排毒,招式愈來愈多,坊間的各式排毒法教人眼花撩亂到無所適從,但為了養生,多數人還是願意試試。然而不少人都有這樣的經驗,就是「排毒瓶頸」,當排毒排到某一個程度,排毒的效率就下降了,甚至有些人會隨著排毒的次數增加,而反倒變得身體虛弱。怎麼會這樣呢?

就我所觀察,這些人大都沒有先打通微循環,因為血液循環不暢通,排毒到某一個環節就堵住了,結果毒素都塞在那個區域,所以才愈排愈糟。由此可見,打通微循環是暢通身體排毒管道的第一步和重要關鍵。微循環重建了,壞東西出得去、好東西進得來,細胞很開心、很健康,才能為後續的深層排毒打下良好的基礎。

●● 微循環變好了,手腳不再像冰棒

很多人都有手腳冰冷的困擾,氣溫一下降,即使冬季還沒到、寒流也沒來,手腳就開始有冰涼感,常常冷到翻來覆去睡不著。

手腳冰冷的原因之一是,四肢位於身體的末梢部位,有可能是血液循環到不了這裡所致。所以手腳是否冰冷被列為判別微循環好不好的觀察指標之一。微循環好,血液流動順暢,去到再遠的末梢也不成問題,手腳不貧血,就不會冷冰冰的。所以很多人一打通微循環,全身氣血暢通,就馬上能夠感受到手腳溫熱的舒適感,而且晚上也不會睡不著、睡

不好了。

　　發汗，也是微循環好的徵兆。比如做運動和做三溫暖時，體內微循環特別旺盛，就會有大量溫暖的汗液滲出皮膚，如此的排汗也是排毒的一個重要途徑。

INFO

健康的汗 VS 不健康的汗

　　一般健康與正常狀態下的汗是溫熱的、微微的滲出皮膚；其他病態的出汗，例如盜汗或自汗，就不是微循環良好的徵兆，而是自律神經或其他病因造成。

為什麼會過敏大檢測

從生活習慣、情緒
到體內積毒程度判讀

Chapter

2

體質有關係？
其實是「生活型態」出問題

現代人過敏的症狀，很多都是因為現今的生活型態所造成，其實我們身體本來在健康的狀態下自然運轉，但因為長期生活型態失衡，以及生活在遭受人為破壞的自然環境，都會使健康受到損害。因此想要有健康體質，就要從我們日常中的生活環境來檢視，身體本身就具有強大而完美的自我療癒能力，只需要花一點心思來關注「生活元素」及「自然元素」，對我們健康的促進上就會有很大的成效。

●● 遵循自然法則找回健康體質

從人的生活來說，生活形態的問題包括「生活元素」及「自然元素」兩大部分。「生活元素」就是我們生活中的行為組成，是屬於身體內在本身的指標，它包括飲食、運動、睡眠、排泄、性、月經等，這些生活元素如果失常，就代表我們的健康已經受損。「自然元素」屬於外在因子，陽光、空氣、水、土壤以及居住環境都是，由於我們的身體源自於自然，所以越貼近自然，身體就越健康。接下來我們可以從「生活元素」及「自然元素」來評估我們的身體健康狀況，並重新建立生活中的自然元素。

「生活元素」

飲食：

　　我們的日常飲食中，肉類、雞蛋、牛奶、醣類是過敏的來源，這些食物容易產生壞的黏液。壞黏液統稱為痰，像是鼻腔裡的鼻涕，喉嚨咳出來的痰，當壞黏液跑到關節累積就容易形成關節發炎，跑到關節皮下則造成異位性皮膚炎，壞的黏液在身體內到處跑就成為過敏的元兇。

　　另外，從我們的牙齒可以知道，人是雜食性動物，4 顆犬齒占整口 32 顆牙齒的八分之一，和一些靈長類的動物猩猩、猴子的飲食內容差不多，都屬於雜食性，連台北市立動物園中的靈長類飼養主食以素食為主，其他類別為輔，也就是蔬菜水果為主。而現代人的飲食肉類比例過高，容易產生壞黏液，因此肉類 1/8，蔬菜 7/8 的飲食比例對身體比較有益。

運動：

　　運動在維持人體的正常機能上，是很重要的方法之一，適度的運動不但能促進微循環，還能促進心肺能力，最重要是幫助身體排汗。

　　現代人長時間待在冷氣房，使得皮膚本身的排毒能力變差，皮下黏液累積以後就開始發癢、發炎。當黏液沒辦法從汗排出去時，這時巨噬細胞會去吞噬然後引發發炎反應，巨噬細胞再到肝臟死掉分解，然後從膽汁排出，這段繞遠路處理壞黏液的過程產生很多臭味，留下來物質就

發炎，因此透過運動、足蒸等發汗方法，是讓壞東西出去、好東西進來的最好途徑。

睡眠：

　　對許多現代人來說，失眠是一個非常嚴重而且普遍的問題。我們身體好比車子，在睡覺的時候，就像把車子送進維修廠保養，檢查那裡有問題並加以修復，例如發現內臟細胞不夠就增生，自由基過多時要消除，或是毒素太多要排毒，營養不夠要提供營養，這就是我「毒出能入」的理論。

　　睡眠還有一個重點，夜晚是我們的荷爾蒙和幹細胞最活躍的時候，當深度睡眠時身體溫度大約會下降 1 度左右，讓我們幹細胞和體細胞的活動區分，所以睡眠不好的人，等於身體沒辦法進行自我修復，內臟無法調整回原來的最好狀態，人就容易顯得衰老。

註：體細胞（成體幹細胞來自各式組織中，可分化成身體組織器官所需要的細胞。）

排泄：

　　身體透過排泄作用將代謝的毒素、廢物排出體外，人體的排泄包括眼屎、鼻屎、耳屎、痰、汗、大小便，女性則增加一項月經；因此，排泄也可以視為「排毒」。而造成過敏的黏液主要經由兩大管道排出，那就是經由大腸處理的大便，以及女性的月經，因此正常的排便次數與量的多少，對現代人的健康非常重要。

月經對女性而言更是非常重要的排泄管道，月經牽涉荷爾蒙，只要月經正常得乳癌的機率低，如果幹細胞或增生的荷爾蒙沒有定期的排出就會堵塞，有可能使誘導良性腫瘤變大或者細胞可能癌化。女性月經若不正常皮膚也會不好，所以在中醫、自然醫學或者再生醫學都將月經作為健康指標之一，一旦月經正常，很多女性的問題就迎刃而解。透過經血的排毒能促進新陳代謝，因此女性和男生比較起來，壽命比較長，比較不容易禿頭，也較不顯老態。

性：

人有身體必然有性需求，就像人吃飯一樣是基本的生理需求，因此適當的自慰對身體是健康的，像女性月經一樣，男性也要定期清腔，但過與不及都不好，壓抑過久太少容易攝護腺癌、攝護腺腫大，太多則容易精神不濟，其根因是精液過度耗損而造成腎氣不足，中醫稱之為「腎虧」，所以也要有所節制。

「自然元素」

陽光：

陽光是地球上生物 99.9% 能量來源，一個人的皮膚和眼睛接觸到陽光後，會在大腦形成一連串的生理作用，大腦的松果體受到日夜光照變化，讓生活有規律，啟動一連串的生理作用，這些都是寫進我們身體基因裡的程式。

跟隨大自然的循環，日出而作，日落而息才能養成健康的身體，如

果一個人常常躲在不見天日的空間裡，身體沒有接收到陽光給的運作指令，就容易引發憂鬱症，過敏的人更要適時的讓眼睛和皮膚接受到陽光刺激，讓身體維持健康的生理機制。

空氣：

　　我們人的鼻子可以辨識三千多種氣味，而氣味有主觀和客觀的不同喜好，像是有些人覺得臭豆腐或藍紋乳酪很香，卻有人避之唯恐不及。然而，我們呼吸不只是吸收空氣中的氧氣，是整個空氣中的能量都被我們吸進身體裡，因此空氣的好壞會使處在空間中的人，變得健康或生病。

　　森林中植物產生的香酚，自遠古時代就對人類促進身心健康起了作用，香酚經由鼻子吸入後到達正鼻腔上方的嗅球，它可以直接刺激邊緣系統（limbic system），而邊緣系統正是我們大腦中的情緒中樞。當鼻腔內膜神經蒐集到香味分子後，將訊號傳到離腦最近的神經嗅球，集中後再傳到大腦，所以大自然中的香酚，能比任何感官更直接進入我們的大腦裡，而且會引動我們身體較非皮質性的作用，引發較原始機能，像呼吸、心跳，以及勾起記憶、情緒等等，影響著潛意識的動物腦，一些生命徵象的反應。

　　走進森林之所以讓人感覺神清氣爽，因為森林裡綠色植物釋放的負離子和香味分子有安定自律神經的作用，減緩焦慮、緊張，可以產生較少的自由基，進而降低過敏的發生。現代生活在都市裡的人如果無法常常去森林，那就運用植物萃取的天然香酚，在家裡營造森林的自然氣息，也具有同樣的效果。

透過嗅覺的引導，經由呼吸空氣中的香酚進到大腦，能提升血液中 NK 細胞（Natural Killer Cell）的濃度，當聞到香酚後，身體感受到好像回到大自然中，因此啟動身體保護機制，NK 細胞就開始活躍。

水：

現代人對飲用水的品質越來越重視，基本上目前家家戶戶都有安裝淨水器，但對水污染的認知，大部分的人仍停留在工業廢水造成的重金屬污染，其實藥物污染也是現今需要留意。荷蘭曾經做過一個水污染的實驗，他們把地下水抽出來檢測，發現裡面含有各種的抗生素，這都是因為藥物處理不當，排到下水道造成的水污染。當環境受到污染時也間接影響到水源的安全，除了黏液、痰以外，水裡的重金屬、藥品也會干擾免疫系統，因此要留意飲用水的濾淨。

土壤：

土壤連結到我們飲食，我們吃的蔬菜、水果植物都是需要靠土壤種植出來，需要用水去灌溉才能成長，最後就會吃到我們的肚子裡，土壤污染跟水污染一樣，其實也會受到工業重金屬及藥物污染。

除了留意土壤污染之外，赤腳去踩土是讓身體直接接觸大自然的概念，眾所周知，電力系統要接地才安全，而地球本身就是一個巨大的電容體，赤腳去踩土「接地氣」釋放身體過多的正電，就是所謂的「排放靜電」，利於健康、助於養生。

居住環境：

　　當我們居住在好的生活環境，就容易得到健康。因此一個好居住環境要考量到引入陽光的座向，留意到引導空氣對流的窗戶和開門位置，並且採用天然建材的地板接引地氣進來；若建築沒有考慮到陽光、通風，都依靠中央空調來維持室內空氣循環，這就是不健康的建築，能把自然元素引入空間，就是好的居住環境。

　　台北潮濕的環境對過敏兒是一個很大的問題，曾經有一個案例，明明應該已經治療好的過敏兒，經過一段時間又開始復發，後來才發現他們家因為陽光照不進去，房間太潮濕，使得牆壁都是霉菌，很多霉菌孢子飄散在空氣而引起過敏，就建議不要給過敏的孩子使用這個房間，因此打造明亮通風的居住環境，就不會誘發霉菌因素造成的過敏。

Part 2 「情緒」也會造成 嚴重過敏與其他慢性病

●● 無形的毒：悲、憂過度表現造成過敏疾病

我們的情緒簡單說有喜、怒、憂、思、悲、恐、驚等七情，會分別與人的心、肝、脾、肺、腎等五臟對應；然而，中醫的「五臟」並不是指物理上看得見、觸得到的體內五個器官，而是五個功能系統。根據中醫理論，人體是一個有機整體，結構上不能分割，功能上、病理上會互相影響，所以中醫的臟腑雖然與西醫的內臟器官名稱大多相同，但概念、功能卻完全不一樣。此外，五臟又與六腑互為表裡，由經絡、血氣協調全身，又分別與五行對應，彼此有相生、相剋關係，因此廣義的五臟系統等於已經涵蓋了整個人體。

七情、五臟、五行關係圖

七情對應五臟，而五臟又對應五行，彼此相生、相剋。

喜　七情
火　五行
心　五臟

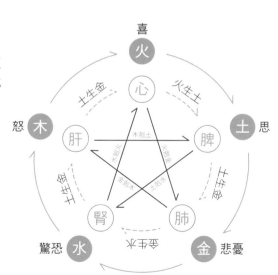

這也可以解釋為什麼們我們心情不愉快會吃不下飯，暴怒時會熱血衝頭、口乾舌燥，受到驚嚇時心臟會怦怦亂跳，因為持續時間過長或過於強烈的情緒，足以傷害臟腑，從而危害健康。

　　情緒引發的過敏和「肺」系統失調有關。中醫學裡的「肺」，除了肺臟，還包括大腸、皮膚、毛孔、鼻子等，所以不只是咳嗽、鼻塞、鼻子過敏等與呼吸系統有關的問題，諸如便祕、拉肚子、皮膚暗沉、容易自汗等，大腸與皮膚的症狀，也都是「肺」所發出的警訊；而且，悲與憂的「情緒毒」也會透過諧波共振的方式，使「肺」的經絡臟腑機能陸續失調，進而造成毒素（通常是黏液）的累積。

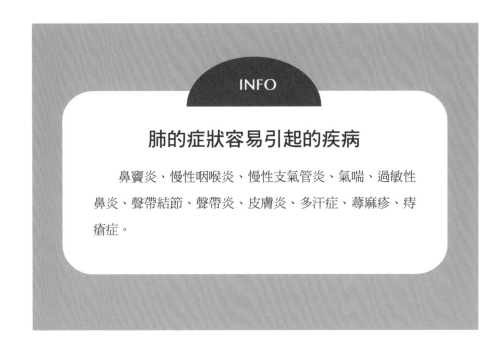

INFO

肺的症狀容易引起的疾病

　　鼻竇炎、慢性咽喉炎、慢性支氣管炎、氣喘、過敏性鼻炎、聲帶結節、聲帶炎、皮膚炎、多汗症、蕁麻疹、痔瘡症。

●● 情緒造成過敏的原因——曾受到輕微驚嚇或長期壓力

我們人從小到大或多或少都受過驚嚇，而情緒造成過敏的原因是，過往受到曾經受到輕微，但沒有非常嚴重的驚嚇，或者長期在一種壓力底下，例如說：父母對功課要求過於嚴格，老師打罵教育，同學的霸凌，父母爭吵引起的壓力等等，表面上看好像沒什麼，症狀不會立即表現出來，但無形之中成為小孩過敏的因素。

如果父母感情不和睦，容易爭吵，小孩稍微有點驚嚇，就容易生病、過敏，這種心理機制產生的手段就是，「爸爸媽媽因為我生病、過敏來關心我就不會吵架了」，身體會試圖去和內在情緒做連結。像這種免疫引起的疾病再嚴重下去，會變成所謂的自體免疫疾病，紅斑性狼瘡、異位性皮膚炎、牛皮癬等等。例如有些人長期處在壓力下，壓力會造成細胞的呼吸運動，（所謂的細胞呼吸，就是指身體把養分轉成熱量的一個過程），因此當一個人壓力太大的時候，人體便會燃燒過多的熱量來補充身體所需。

一旦人體突然進了很多能量，身體就要立即進行代謝，然後代謝廢物又需要高速分解與快速排出，因此會造成「上火」，這就是為什麼有些人一情緒激動或感到壓力大就會引發過敏症狀。

就如同汽車一進高速運轉，引擎會突然需要很多的油，於是同時也會排出很多廢物。

所以情緒過敏的人有一個特性，他會警戒性的去觀察周遭發生的事，在這種情緒狀況下，只要受到些微的刺激，身心就會引起反應。重點就

是，當心理情緒受到波動，身體同樣會做出反應，我們在情緒上就要解除他被驚嚇的狀態，所以這種情緒過敏的小孩，他通常比較安靜，不喜歡活動，比較喜歡觀察，個性較敏感，對一些細微的事情特別執著。

如果能夠療癒這種個性，過敏的狀況就能大幅改善，如同先前提到的七情對應五臟的中醫理論，情緒跟身體是一致的，我們的情緒跟身體是連續體，不是斷裂體，我們常說的身體心理，更正確的說法是，所謂的身是偏身體，情緒就是偏心理。

這裡情緒造成過敏強調是輕微的驚嚇，嚴重的驚嚇就不會表現過敏感，表現比較是所謂身體腎系統的問題，「容易驚恐」是藏在內臟比較深的問題。

●● 檢視自己的情緒能量，協助前進與昇維

「情緒能量維度」是我將人在生活中的能量從 0、0.5 ～ 10，分成 12 個等級，可以從能量等級表隨時檢視自己的能量，反省提升自我狀態，進而改變我們生活中的能量等級，往昇維的狀態前進。一個人在等級表 5 分之前，都是處在低維狀態，只要處在這種低維狀態下，事業、關係、工作都不會順利，因為我們在低維狀態時，宇宙要我們先把自己搞定。

當人來到 5 分，他內在設定被解除後就會開始呈現一種「空」，這種「空」可以讓人開始進入可以感動、可以笑的「一念真誠」的狀態。到達 6 級分，就開始進入「勇氣／接受」的接段，當我們願意接受生存挑戰、能夠讓自己單純與平靜、能夠尊重別人、願意溝通，我們就會提

升到 7 分的「立志」接段。

情緒能量來到 8 分「紀律」的狀態是自我管理、自我操練與耐性，就算被干擾也要堅持完成，接下來就會到達 9 分的完成體驗狀態，這也是進入感動後的完成感動，這時心裡的「光」就會開始出現，10 分的「超越」一旦我們完成體驗後就會有光、有喜悅、有心得，當「喜悅」累達到更多，就會產生一種「願力」。透過心念定位與解碼分析表可以很清楚的知道從低維到高維所有會經歷的過程，也可以協助我們知道該要在哪些地方或者往哪個方向前進與昇維。

情緒能量維度 / 心念定位與解碼					
能量狀態	**能量等級**		**心念定位**		
超越	10		慈悲（同體大悲，無緣大慈）		
超越	9.5		願力		
體驗	9		喜悅		
體驗	8.5		自我完成		
紀律	8		耐性		
紀律	7.6		自我操練		
紀律	7.3		自我管理		
立志	7		自救		
立志	6.6		決心		
立志	6.3		獨立		
勇氣（接受）	6		尊重 / 溝通		
勇氣（接受）	5.6		單純 / 平靜		
勇氣（接受）	5.3		接受生存挑戰		
一念真誠	5		感動 / 笑		
一念真誠	4.8		空		
一念真誠	4.6		解除設定		
一念真誠	4.3		發現設定		
壓抑	放縱	4	無聊 / 空懸（不認同之認同）		認同（想法或感受）
壓抑	放縱	3.8	執著 / 設定		
壓抑	放縱	3.6	陰性（感性化）	中性(身體化)	陰性(理性化)
壓抑	放縱	3.4	依賴 / 偷懶	著欲	成見 / 虛假
壓抑	放縱	3.3	遮掩 / 迴避	膨脹慾望	渲染 / 誇大
壓抑	放縱	3.2	失落感 / 擔心	欲意	自以為是 / 合理化
壓抑	放縱	3.1	受創感受 / 創傷	享樂思想	侵犯意念
悲傷	憤怒	3	悲傷	縱慾	憤怒
悲傷	憤怒	2.5	無奈 / 埋怨 / 厭惡	空虛	茫然
無力感	2		焦慮		衝突 / 挑釁
無力感	1.8		強迫意念		強烈敵意
無力感	1.6		強迫行為 / 上癮		仇恨 / 暴力行為
無力感	1.5		虛無感		無恥 / 無罪惡感
無力感	1.4		驚恐 / 求饒		盲目的報復
無力感	1.2		宿命感（偏理性）		工具化、物化（偏理性）
無力感	1.1		生存放棄		野心放棄
憂鬱	麻木	1	死亡衝動		毀滅衝動
憂鬱	麻木	0.7	死亡意願		毀滅決定
自殺	他殺	0.5	死亡力量		毀滅力量
非自然死亡	0		非自然死亡		

●●● 慢性病必定有情緒的因素造成

如果要總歸的話，超過六個月以上的疾病，就會歸納類為慢性疾病，超過六個月以上還沒有好的病，一定有情緒的因素在裡面，肝病長期的慢性肝炎，腎病，心血管等等，除了是生活形態影響以外，一定是有情緒的參與。

所以情緒跟身體是一起帶動，憤怒的情緒處理好，加上排毒肝病就會好轉，身體的部分就要毒出能入，然後在情緒的部分就要做「自然動力」，療癒是要宣洩然後得到創傷完全的經驗歸檔。

Part 3 毒素變疾病，你在哪一個階段？

　　有關人體病況的發展，無論東方或西方、古代或近代的醫學家，都提出過「毒素」觀點，認為疾病的惡化進程與毒素深入體內的程度有關。東漢末年知名神醫張仲景在著作《傷寒論》時就提出六經辨證，非常神奇的是在二十世紀中葉在西方也有位德國醫生若克威克（Dr.Hans-Heinrich Reckeweg）提出《同類毒學》（Homotoxicology）期論，兩人的時空距離相距很遙遠，但雙方在辨證論治的看法相仿：**症由輕至重，毒從表層至深層，若能在前期就施以正確的處置和治療，充分排出體內毒素，讓毒素不再有往更深處堆積的機會，症狀便能一一解除，身體也可能痊癒。**

●● 症狀信號＝毒到甚麼程度

　　所以，症狀很重要，不應該輕忽以對！症狀是信號，從症狀可以判別發炎的部位及毒素到底累積到什麼程度，再據此預測毒素會往哪兒繼續堆積和疾病將惡化到哪一期。面對症狀，真的不能只治標而不治本，如果沒有把最根本的毒素問題徹底解決，只會任由毒素步步進逼至體內最深處，從症狀發展到疾病，讓疾病演變成不可收拾的地步。

　　以下分別從《傷寒論》和《同類毒學》對應現代臨床症狀，解釋症狀是如何從淺層發展到深層。

●● 東方重要理論——《傷寒論》六經辨證 VS 寒毒

早在一千八百多年前的東漢末年，人稱「建安三神醫」之一的張仲景便著作了《傷寒雜病論》，針對外感傷寒，提出《傷寒論》，創設六經辨證，以診斷疾病的進展。張仲景的《傷寒雜病論》承續了《黃帝內經》的精髓和觀點，結合他自己的臨床經驗，再次將中醫的理法方藥推上了高峰。

關於張仲景的六經辨證，後世醫界有兩派看法：一說是六期病證分類，一說是《黃帝內經》所指的六條經脈之名。

依六經辨證所說，傷寒病係風寒外邪入侵人體，循經絡入臟腑，病況發展依症狀劃分為六期。

第一期：太陽期，主行手太陽小腸經與足太陽膀胱經；第二期：陽明期，主行足陽明胃經與手陽明大腸經；第三期：少陽期，主行手少陽三焦經與足少陽膽經；第四期：太陰經，主行手太陰肺經與足太陰脾經；第五期：少陰期，主行手少陰心經與足少陰腎經；第六期：厥陰期，主行手厥陰心包經與足厥陰肝經。愈到後期，病勢愈嚴重。

具備理、法、方、藥的《傷寒雜病論》

　　張仲景，東漢末年的著名醫學家，與董奉、華佗並列為「建安三神醫」。《傷寒雜病論》是他一生最偉大的著作與成就，堪稱是中醫史上第一部醫的理、法、方、藥皆具備的經典。可惜《傷寒雜病論》並未被完整留傳下來，是歷經後人多次收集才重整成《傷寒論》和《金匱要略》兩部書，分論「外感寒熱」與「內科雜病」，對後世的中醫發展有極為深遠的影響，日本漢醫學界也極為推崇。

　　《傷寒論》中以「傷於寒」為病理。所謂的「寒」，起於風、熱、濕、火、燥、寒等氣候變化而造成的人體微循環受損，使得組織細胞既得不到必需的養分和氧氣，也排不掉代謝廢物與毒素，於是組織便失去活力或壞死，毒素也因無法藉由微循環排出而往體內深處蓄積。

第一期 太陽期

寒毒入侵手太陽小腸經、足太陽膀胱經。

微循環被寒毒所阻擋，身體無法發汗、手腳冰冷，常見的感冒與腸胃炎也是發生在這個階段。

此時的治療重點是打通微循環，恢復排汗功能，讓毒素隨著大量汗液排出。倘若不先回復微循環功能，毒素無法排除，毒素就會往體內的更深處去，走向陽明期或少陽期。

第二期 陽明期

寒毒入侵至手陽明大腸經、足陽明胃經，表示毒素已到達胃與大腸，影響到胃腸健康。

這個時期的患者胃口好，胃部與大腸中有很多食物和宿便累積。宿食和宿便所釋放出來的毒素，導致胃腸發炎，就像是有一把火在燒，也就是中醫說的「上火」。上火的人，身體機能尚好，但容易發熱、便秘、肥胖、發怒。

此時的治療重點是排宿便，去除體內過多的毒素和自由基。

第三期 少陽期

寒毒入侵到手少陽三焦經、足少陽膽經，三焦就是體內的淋巴系統、結締組織，膽指的是膽囊。走到這個階段，毒素已經從表皮和微循環累積到皮膚和內臟之間（皮膚之下，內臟之外），也就是淋巴、結締組織與膽囊中，處於半表半裡的狀態，又稱半表半裡期。

這個時期的病症特徵是肋下痛、忽冷忽熱、間歇性的發燒，因為膽汁排放不良而囤積於膽囊、膽道與肝臟中，淋巴也受毒素影響而循環不良或發炎。

此時的治療重點是淋巴排毒，把體內過多的黏液透過淋巴系統排放出去，否則毒素就會再往身體的空腔累積，而進入太陰期。

第四期 太陰期

寒毒到達手太陰肺經、足太陰脾經。

因為身體微循環不良、大腸和膽囊堵塞、淋巴循環也受阻，毒素已進入到體內空腔——腹腔和肺腔中，嚴重者甚至連關節腔都淪陷。大腸是身體排放毒素與黏液的主要管道，當宿便累積過多而致大腸堵塞，黏液無法從大腸排出，只好另覓淋巴循環為排放途徑，可淋巴循環也不靠譜，於是就流竄到空腔。當黏液（膿或痰，包括死掉的白血球、病毒、細菌等）進入腹腔或肺腔中，會產生中醫說的「脾濕」現象，損傷肺臟和脾臟。

此時的治療重點在於排除腹腔與肺腔中的黏液。例如關節炎和鼻竇炎的患者，在腹腔與肺腔裡都有大量的黏液，必須要先排除這兩個空腔裡的黏液，才能緩解症狀。

第五期 少陰期

寒毒進入手少陰心經、足少陰腎經。

表示體內的毒素與黏液已經挺進內臟中，累積到心臟、腎臟，造成

心血管系統、泌尿系統受損。心臟的生命力很強，僅次於肝臟；而且心臟的溫度高，是癌細胞不喜歡的環境，也不容易發生癌症。少陰期首先發病的器官是腎臟，造成慢性腎炎、腎臟衰竭後，接著影響到心臟，進而產生肺積水、心室肥大。

第六期 厥陰期

寒毒深入手厥陰心包經、足厥陰肝經，也就是毒素已經襲進肝臟與心包膜裡了。

肝臟是人體內生命力最強的器官，連肝臟都解不了、抵擋不了毒素，心包膜也不保了，人的生命也就到了「病入膏肓」（中醫說法，膏是心下脂肪，肓是膈上薄膜，膏肓是藥力所不及之處），無藥可救的地步了。

●● 西方近代研究——《同類毒學》六期論 VS 毒素

認為毒素累積致病的觀念，在 1952 年由德國生化學家若克威克提出《同類毒學》，他認為表現在人體的疾病症狀是身體為了驅逐體內積累的毒素而作出的反應，並將人體內所累積的邪惡毒素統稱為「同類毒」。

根據同類毒學認為的疾病症狀，其實是身體正在與邪惡毒素奮戰的具體表現，目的是希望能夠排掉體內毒素，是自我解毒的自然過程，應該視為人體偉大的防禦系統。身體如果無法透過防禦機制將毒素充分驅逐出體內，毒素就會一步一步走進最深處，症狀就會愈來愈嚴重，身體也一再惡化。依毒素所達的部位、症狀的表現，由表層到深層、從輕度

到嚴重的過程，也有六個階段：

第一期 分泌期

同類毒位於包括消化道、鼻腔、氣管、陰道等有黏膜的部位，身體藉由黏膜的分泌將毒素排出，而產生流鼻涕、腹瀉等症狀。此時期，身體的防禦系統是完備的，透過流鼻涕、腹瀉等方式就可以輕易排掉毒素，一旦貿然用藥物壓抑黏膜，擋住毒素出口，反而會使毒素往內部累積，而且深入至淋巴。

第二期 發炎期

第一階段的排毒不充分，同類毒便往黏膜下方堆積，身體就會產生發炎反應，如發燒症狀，企圖中和毒素，或以免疫反應殺死病原。

第三期 蓄積期

如果同類毒持續累積，會從皮膚淋巴往腹腔、胸腔淋巴流竄。因為毒素無法排出，所以只好在體內的細胞外組織液流動、蓄積。這個階段通常沒有什麼症狀。

第四期 細胞期

同類毒深入細胞內部，並且在固定內臟器官的結締組織如肌鍵、蜂窩組織中蓄積，準備開始侵襲器官細胞。到了這個階段，疾病的惡化症狀就會愈來愈嚴重。

第五期 退化期

同類毒進入內臟器官中，細胞內大量的毒素開始摧毀器官，導致器官退化。

第六期 癌化期

同類毒進入細胞核中，造成細胞異常、病變，而進入最終的癌化期。

INFO

什麼是同類毒？

《同類毒學》（Homotoxicology）是由德國醫生 Dr. Hans-HeinrichReckeweg（1905-1985）所提出。他把致病的邪惡毒素稱為同類毒（homotoxin），認為同類毒會因人體抗病力不好而往身體深處積累，疾病症狀的發展與體內毒素的累積程度相關，並依毒素由表層到深層的累積進程，將疾病的惡化歷程分為六期，一開始可能只是流鼻水之類的輕微症狀，但隨著毒素不斷往身體深處累積，直達器官的組織細胞中，導致器官因而受損或細胞產生病變，最後演變成嚴重的慢性疾病或癌症。

（註：中文版權書名為《同類毒學：由抗同類毒療法看疾病與健康》正光書局出版）

《傷寒論》六經辨證	《同類毒學》六期論	過敏症狀與疾病／必要處治與治療
第一期 太陽期 微循環受到破壞，身體無法發汗、手腳冰冷，導致毒素無法排出，很多感冒病患也有此症狀。這時可以利用桂枝湯、麻黃湯等促進微循環，便可減緩症狀。若不能在此時期回復微循環功能，又不太流汗，毒素無法排出，就會往陽明期或少陽期發展。 警報！毒素侵入：**表皮、微循環**	**第一期 分泌期** 流鼻水、拉肚子等症狀，是黏膜分泌同類毒的黏膜反應。此時同類毒位包括消化道、鼻腔、氣管、陰道等有黏膜的部位，主要是希望藉由黏膜的分泌將毒素排出。 如果此時利用藥物壓抑黏膜分泌，如以退燒藥、抗組織胺等抑制症狀，反而會使毒素往內部累積，而且深入至淋巴。 警報！毒素侵入：**黏膜**	輕微打噴嚏、流鼻水，輕微皮膚搔癢、疹子。 需要打通微循環，促進發汗。
第二期 陽明期 此時身體機能尚佳，且胃口好，因此腸胃累積過多食物與宿便，導致體內自由基會增加，身體易發熱、便秘，還容易肥胖。 由於毒素由腸胃道進入血液與淋巴中，而有慢性發炎反應與慢性過敏症狀。 毒素侵入：**胃與大腸**	**第二期 發炎期** 同類毒在黏膜下方蓄積，於是產生發炎反應，如發燒症狀。 毒素侵入：**黏膜下方**	排便不順暢，有宿便。 需要進行排宿便。
第三期 少陽期 又稱半表半裡期。毒素已蓄積在皮膚之下、內臟之外，主要症狀是肋下痛、經常忽冷忽熱、間歇發燒，這是膽汁排放不良與淋巴累積毒素所產生的發炎反應。 由於膽汁無法順利排出，所以會累積於膽囊、膽道、肝臟中，三焦經也開始出現淋巴循環不良或淋巴發炎的症狀。 警報！毒素侵入： **淋巴系統、膽囊**	**第三期 蓄積期** 同類毒持續累積，從皮膚淋巴往腹腔、胸腔淋巴流竄，因為毒素無法排出，所以只好在體內的細胞外組織液流動。這個階段通常沒有什麼症狀。 警報！毒素侵入：**淋巴系統**	蕁麻疹、關節炎。 需要進行淋巴排毒、肝膽排毒。

《傷寒論》六經辨證	《同類毒學》六期論	過敏症狀與疾病／ 必要處治與治療
第四期 太陰期 大腸是主要身體排放黏液與毒素的主要管道，當宿便累積過多，導致毒素無法從大腸排出時，黏液便會累積愈來愈多，進入整個腹腔與肺腔，肺部多痰，更嚴重時甚至會堆積至關節處，而致關節發炎。 **警報！毒素侵入：腹腔與肺腔**	**第四期 細胞期** 同類毒深入細胞內部，並且在固定內臟器官的結締組織如肌腱、蜂窩組織中蓄積，準備開始侵襲器官細胞。 到了這個階段，疾病的惡化症狀就會愈來愈嚴重。 **警報！毒素侵入：細胞內部**	氣喘、腸胃炎。 需要清除肺部積痰與腹部積水。
第五期 少陰期 從太陰期到少陰期，由於體內空腔的黏液、毒素過多，而往更深的內臟處累積，進入腎臟、心臟。 心臟的生命力僅次於肝臟，心臟本身溫度相當高，不是細菌或癌細胞喜歡的環境，不容易有癌症發生。所以先發病的器官是腎臟，腎炎而至腎衰竭之後，再惡化到心臟，並產生肺積水。 **警報！毒素侵入：腎臟、心臟**	**第五期 退化期** 同類毒進入內臟器官中，細胞內大量的毒素開始摧毀器官，導致器官退化。 **警報！毒素侵入：內臟器官**	腎臟發炎、心血管疾病。 打通微循環、排宿便、淋巴排毒、肝膽排毒。
第六期 厥陰期 毒素已經侵入腎臟、心臟、肝臟、心包膜。 肝臟功能損壞之後無法解毒，所以毒素會進入心包膜，造成心臟無法跳動而停止，積毒至此已經很難排出，也就是病入膏肓了。 **警報！毒素侵入：肝臟、心包膜**	**第六期 癌化期** 同類毒進入細胞核中，造成細胞異常、病變，而進入最終的癌化期。 **警報！毒素侵入：細胞核**	癌症。 打通微循環、排宿便、淋巴排毒、肝膽排毒。

Part 4

毒出能入，回復健康好體質

　　體質既然與後天因素有關，也就是可變、可調整的。所以，我們可以透過「能入」來養生，可以透過「毒出」來醫治疾病。

　　「毒出能入」論，是我基於對身體智慧的深入了解，並結合《傷寒論》六經辨證、《同類毒學》六期論、排毒理論、抗氧化論以及我多年的臨床經驗所得。毒出能入的治療模式，以模仿身體的自我療癒原理，輔助身體正常進行毒素排出與能量進入的循環，讓身體這個最棒的醫院發揮最大的功效。

●● 毒出能入的治療程序

1. 促進發汗與重建微循環。
2. 排清大腸中的宿便。
3. 清除淋巴中的毒素，同時降低自由基。
4. 清除肝膽中的深層穢物。
5. 刪除頭腦中的設定，重建人生的價值與意義。
6. 飲食療法與營養素的補充。

　　以我的臨床經驗，這一組治療模式幾乎可以用來治療所有的症狀與疾病，適用性廣，效果也相當好。

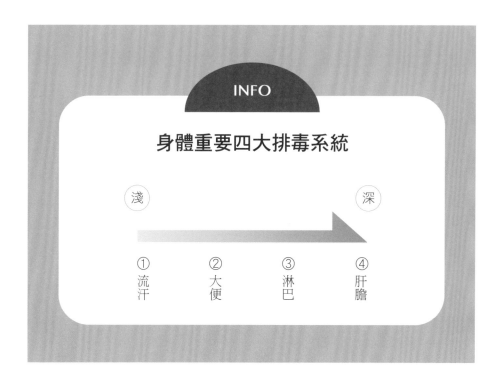

INFO

身體重要四大排毒系統

淺 → 深

① 流汗　② 大便　③ 淋巴　④ 肝膽

●● 陽主陰從，臟腑機能好了，身體就健康了

我自己在做足蒸時，也深刻體悟到「陽主陰從」。

養生，不外乎就是養「陽氣」。陽氣又是什麼呢？是我們體內的臟腑機能。《黃帝內經》中，以心為臟腑之大主。所以，只要把心的陽氣調好了，肺、肝、脾、腎等臟器機能自然就跟著好。以東漢神醫張仲景

《傷寒論》精髓而發展出的經方派（亦稱傷寒學派）也很重視陽氣，醫病時所用的許多經方都是在拉高陽氣。

我的毒出能入治療模組中，以重建微循環為基礎、核心，**而打通微循環的秘密武器是「足蒸」，蒸的範圍從足心、小腿直到膝蓋，為的是幫身體重建「第二個心臟」**。人體的心臟負責了全身的血液循環，而足心及小腿則遍布著許多微血管和「經絡」（聯絡臟腑、運行氣血的通路），則可視為是人體的第二個心臟。經由足蒸打通了微循環，強化了心的機能，甦醒了五臟六腑，後續的毒出能入（清除毒素和補給營養）才能收事半功倍之效。

五臟與五行相對應：心屬火、肝屬木、脾屬土、肺屬金、腎屬水，臟器之間於是有陰陽五行的相生相剋關係。臟與腑之間又互有表裡關係（臟為裡，腑為表）：心與小腸、肝與膽、脾與胃、肺與大腸、腎與膀胱相表裡。這些相生相剋與表裡關係必須處在平衡的狀態之下，所有的臟腑才能正常的運作。

足蒸，做的就是幫助臟腑重行正常運作。首先，溫暖了足心、小腿部位，對應的器官正是小腸，小腸與心互為表裡，也等於重建了心的機能。把臟腑之主的心的陽氣調好了，其他的臟腑自然就跟著好了，身體健康的基礎也就穩固了。

接下來，我們就一起來實踐「毒出能入」論，重建身體微循環，排出體內毒素、減少體內自由基，許我們的身體一個健康的好體質，快樂和過敏症狀分手。

東方──古代《黃帝內經》五運六氣

　　《黃帝內經》是中醫學的重要典籍，也是現存最早的中醫理論著作，相傳成書於秦朝到東漢時期，是黃帝與岐伯、雷公、少師等眾醫者所編撰而成。這部偉大的經典之作，為後世的中醫學理論打好架構，奠定了中醫學發展的基礎。

　　五運六氣，又稱運氣學說，簡稱運氣，出自《黃帝內經》；是古人研究氣候與疾病之間關係的一門學問，也是中醫基礎理論裡的一項重要學說。

　　五運，包括木運、火運、土運、金運、水運，是木、火、土、金、水等五行之氣在天地陰陽間的運行、輪轉。五運代表不同節令的氣候特徵：春溫屬木、夏熱屬火、長夏濕屬土、秋涼屬金、冬寒屬冰。

　　六氣，指的是風、熱、濕、火、燥、寒等六種不同氣候，也就是天的陰陽之氣，天氣。六氣是氣候變化的本源，三陰三陽（厥陰、少陰、太陰、少陽、陽明、太陽）是氣候變化的表象，六氣與三陰三陽的關係是風化厥陰、熱化少陰、濕化太陰、火化少陽、燥化陽明、寒化太陽。

　　在中醫學上，運氣說可用以推測氣候變化對人體生理、病理所可能產生的影響，作為診斷、治療疾病和投藥的依據。

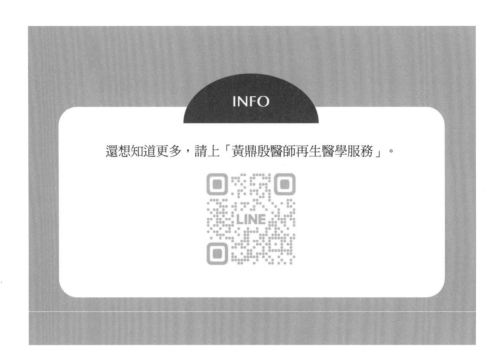

INFO

還想知道更多，請上「黃鼎殷醫師再生醫學服務」。

對症抗敏

防敏絕招有撇步，
由表層到深層的「排毒」四階段

Chapter

3

排毒第一階段：全身，以表層為主

足蒸① 促發汗，蒸出好循環

「足蒸促發汗」可以幫助全身性的排毒，但以表層的毒為主，輕微的過敏透過一段時間足蒸就能自然痊癒，因為發汗能打通微循環、讓代謝順暢，在解決過敏症狀和疾病，最基礎也是最關鍵的。足蒸對全身的排毒也有效，因為人體（包括內臟）充滿微小血管交織成「微循環系統」，打通微循環、全身內部的毒素順利被排出，就不會產生發炎過敏症狀，很多疾病（包括癌症）也就有解了。

如何判斷微身體的循環功能是否良好？手心與足心的溫度是第一個指標；長期手腳冰涼表示體內微循環受阻，血液流不到（或流速緩慢）身體末梢的四肢處，氣血兩虛。能否出汗是另一項指標；出汗表示體內微循環功能良好，毒素可以隨著大量流出的汗液而排出體外。

●● 足蒸，最有效率

倘若，你是一個自律甚嚴、有閒暇餘裕的人，天天運動也許就能靠自己打通微循環。我最建議的運動方式是快走。以心跳來說，大約是 1 分鐘接近 130 下，感受上則是會稍微感到喘。

但想要藉運動打通微循環，前提是很大且長期持之以恆的意志力，而且還要挪得出時間，否則很難達成目標。我先坦白，我自己都做不到。再則，就算你持續運動，但如果你本身很不容易出汗，就算運動也不會

流出太多汗，這樣還是促進不了微循環。

所幸，打通微循環的方式很多，想足蒸、泡腳、泡澡或進蒸氣室等都行。泡澡或一般的泡腳，雖然很容易做到，但是水溫容易逐漸降低，對於促進微循環的效果不夠穩定；而進入蒸氣室促進微循環，雖然溫度可以持續維持，但對心臟的負擔恐怕過大。所以，我最推薦使用可以蒸到膝蓋處的足蒸桶來足蒸。

雙腳是人體面積最大的器官，足足占了身體的 1/3 以上的面積；而且雙腳也經常是毒素累積最多的地方。一般來說，毒素進入身體的順序是：從體表到內臟、從頭到腳，毒素若是積沉在雙腳，就代表毒素已經累積許久，病況較為嚴重了。另外，體內若有重金屬毒素，大多也是蓄積在雙腳；例如過去曾經發生過受到重金屬汙染所引發的烏腳病，因為重金屬毒素的質量比較重，所以進入體內後便容易往下積存。

INFO

快走的好處

根據研究，快走可以直接消耗體內多餘的脂肪，慢跑則可能會消耗肌肉量。所以我認為，快走是現代人最適合、最有效率的運動，建議每天至少快走 30 分鐘以上，只要比一般走路的速度稍快即可。

●● 小腿到膝蓋才是有效範圍

除了毒素容易累積於雙腳之外，依照中醫理論，足心對應的器官是小腸，而小腸正是人體中微血管分布最為密集的地方，若以足蒸來促進微循環，確可收事半功倍之高效率，再搭配使用專業足蒸桶，最重要是恆溫設定、精準控制溫度，打通微循環的效果會再加乘。

足蒸的關鍵在小腿，所以挑選足蒸桶時要注意高度，因為小腿上有很多微血管、經絡經過，所以絕不能低於膝蓋。市面上許多足蒸桶為了減少體積、不占空間，刻意設計得相當輕巧，卻涵蓋不了整個小腿部位，效果當然就大打折扣。所以，我設計的足蒸桶，高度在膝蓋左右，能夠完整蒸到小腿全範圍，才能真正促進微循環。

足蒸時，還可搭配另一項效果加速器，就是我所研發的中藥配方，源自中國古老且珍貴的浴療、足療配方。這是我依循張仲景《傷寒論》的醫方，加以研發、調製而成。嚴選來自中台灣的有機中藥材，包含了艾葉、艾頭、川芎葉、澤蘭、桂枝、良姜、樟根、香茅、風陳、紅花……幫助化瘀、行氣；搭配天然橡木足蒸桶進行足蒸，重建微循環、排毒效果都更佳。

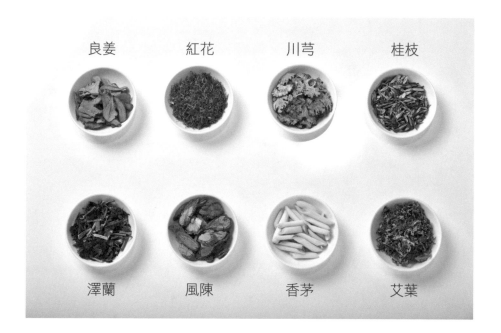

良姜　　　紅花　　　川芎　　　桂枝

澤蘭　　　風陳　　　香茅　　　艾葉

▲ 古傳「好循環」配方。

使用時，只要將藥包加入 2000ml 的水中煮沸，連同藥包及藥水倒入足
蒸桶內。一天使用一包（切勿隔夜使用已煮過的藥包和藥水），建議每
天足蒸至少兩次，每次至少 40 分鐘，如果蒸了 40 分鐘還沒有流汗，則
要繼續蒸到流汗為止。建議從中間溫度開始蒸（慢性病患者可從最低溫
開始），蒸完之後要補充溫開水 500ml。此配方也可以燒沸（8000ml）飲
用，可以活血化瘀、強陽。

微循環啟動的標準：全身出汗，再持續蒸 10 分鐘

比起天天揮汗運動，天天足蒸就比較輕鬆、方便、舒適，隨時都可以足蒸，也比較能維持成長期的習慣。依照個人的身體狀況，建議一天足蒸1 到 2 次，大約蒸到全身出大汗之後，再持續蒸 10 分鐘就可以結束。足蒸的時候，身體放輕鬆，自在地享受。想要一邊足蒸一邊看書、喝水、看電視……都可以，重點是讓微循環管道暢通，並發汗將毒素排出體外。倘若希望效果更好，可以增加足蒸次數；或是健康沒有大礙，也可不必天天足蒸。但是，當突然受風寒、感冒或過敏症狀嚴重時，就要趕緊再足蒸以促進微循環，發汗把身體的毒素排出，不僅症狀會立刻減輕，也會比較迅速恢復健康。

紅紋地圖在說話

足蒸② 腿部紅紋藏了體內臟腑的秘密

足蒸促進微循環之後，隨著每個人身體狀況不同，腳上會出現不同顏色的紋路，這些分布在腳上不同部位的紋路，對應到身體各器官之後，可以大致了解一個人的健康狀態。經過長期的臨床觀察，並結合中醫經絡位置，我發展出獨創的「紅紋地圖」理論。

以我的臨床經驗看來，大多數人剛蒸完腳就會立刻出現紅紋，這些紅紋分布的範圍大致在大腿前 2/3 處（含膝蓋）以下至腳底。如果身體狀況不錯，紅紋出現一陣子之後，很快就會退去，若很久都沒有退去，就顯示身體有狀況，紅紋停留的時間愈久代表狀況愈差。

紅紋的顏色也能透露身體狀態，顏色大致分成青、白、粉紅、暗紅、黑等。紅紋若是粉紅色，表示身體健康、微循環很好；白色，則代表體內偏寒；青色，是體內寒毒極重；暗紅色，是體內毒素略多；黑色，很不好，是體內毒素極重的表現。

此外，紅紋若只在出現腳底，表示體內自由基過高、腎臟有狀況；紅紋若呈現點狀，則可能有初期慢性病。

就我的臨床觀察，蒸出暗紅色紅紋的人是最多的，其中還不乏年輕人，大多是因吃了太多肉類、甜食。紅紋地圖呈現一大片的暗紅色或點狀出血，表示微血管很容易破裂，微循環已經被破壞，體內有略多的毒素累積。

黑色紋路顯示體內毒素蓄積相當多，這類型的人通常一開始會呈現一大片黑色，後來會轉變成類似黑斑的樣子，代表體內有重金屬毒素需

INFO

紅紋顏色表現的意義

黑	暗紅	粉紅	白	青
體內重金屬沉澱，毒素極重。	體內一般毒素略多。	身體健康，微循環良好。	體內偏寒。	體內寒毒極重。

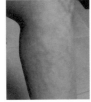 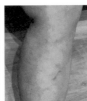 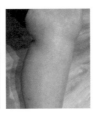 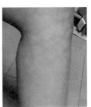

黑色　　　　紅 + 青　　　　粉紅　　　　青 + 黑

只在腳底	自由基過高，腎有狀況。
點狀	慢性病初期
紋路很快退去	身體健康
紋路很慢退去	身體有狀況

要排出，但是管道不夠暢通，一時之間無法全部排出來，因此會變成黑斑，只要再繼續足蒸促進微循環，持續打通管道，把毒素都排出來之後，膚色自然就會恢復。

●● 青色、白色，寒毒入體

除了毒素之外，有人則是有「寒毒過重」的問題，或是本身屬於「寒性體質」，這兩者之間到底有何差異？

1. 寒性體質的人代表體內寒毒累積已久，而且已經深入內臟，變成體質。

2. 寒毒過重的人，寒毒可能還只停留在體表，還沒有深入到內臟。

如果以紅紋顏色來看，體內有寒毒，紅紋就會呈現白色或青色，白色顯示體內有寒毒，青色則代表寒毒更重，如果是寒性體質者，紅紋顏色就會顯得更青一些。很多體內偏寒的女性，手腳冰冷、腸胃不好，生理期時還會嚴重經痛，透過足蒸促進微循環之後，手腳冰冷、腸胃不好、嚴重經痛等都會獲得改善，就因為寒毒得以被排出體外。

紅紋地圖還有一奧妙之處，它可以隨時反應你的身體狀態，也就是紋路顏色會改變。比如說：足蒸後的紅紋顏色，原本呈健康的粉紅色，但是寒毒一入侵，就蒸出青色或白色了。所以從紅紋顏色的變化，也可以了解身體狀態。

至於寒毒為何會進入體內？曾經有一位道家師父說：「避風如避劍。」意思就是，要避開風寒，天冷時要多添衣物，注意保暖。有西醫醫生的身分的我，還要加多建議：一定要穿襪子、戴帽子，因為末梢散熱相當快速，絕對不能輕忽雙腳和頭的保暖。當然，也不要太常吃生冷的食物如冰水、生食等，這些食物的溫度太低，進入腸胃道之後會迅速改變身體的溫度，也容易使寒毒沉積體內。

●● 地理位置有玄機

　　我之所以將紅紋分布稱為「紅紋地圖」，重點在於紅紋出現的位置亦暗藏著玄機。將紅紋位置對應臟腑經絡，也能反應出身體健康狀況。來找我看診的患者，不少人足蒸出的紅紋位置最常出現在腿部內側的前方，也就是肝經，表示他們的肝臟負擔都過大，除了毒素累積過多之外，也多與喝酒、晚睡、熬夜的習慣有關。看看午夜 12 點過後，街上常常還是很多人在活動，台灣人的夜生活太過豐富，所以肝往往都不好。

　　如果紅紋出現在腿的正前方，那就是胃有狀況，尤其是胃總是脹或不舒服，時常依賴胃散，這類人的生活習慣通常有吃太快、暴飲暴食、精緻食物吃太多、壓力大、情緒包容性差的情況。

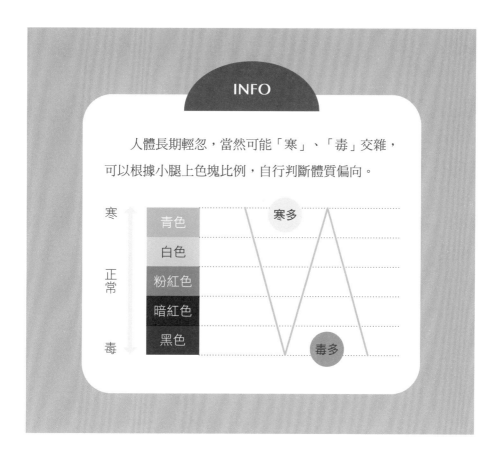

INFO

　　人體長期輕忽，當然可能「寒」、「毒」交雜，可以根據小腿上色塊比例，自行判斷體質偏向。

寒　　青色　　　　　　寒多
　　　白色
正常　粉紅色
　　　暗紅色
毒　　黑色　　　　　毒多

紅紋區所在經絡與對應臟腑

紅紋區	所在經絡	對應臟腑
白 不出汗或蒼白	無	心血管
腿部前方到腳面	胃經	胃
腿部內側	脾經	脾臟、胰臟、小腸
腿部後方至腳底	脾經、膀胱經	免疫系統
腿部後方內側	腎經	生殖系統
腿部後方至腳底	膀胱經、腎經	泌尿系統、腎臟、膀胱
腿部外側	膽經	腿部外側
膝蓋外側、腿部前方、腿部內側	肝經、膽經、脾經	肝臟

紅紋地圖 VS 對應臟腑

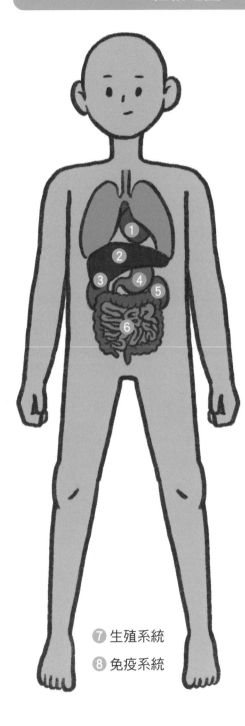

對應臟腑 ➊ 心血管

情緒表現：憂鬱、不快樂、失去能量與精神。

紅紋區表現：不出汗或蒼白。

對應臟腑 ➋ 肝臟

情緒表現：易怒、壓抑脾氣，對生活失去興趣。肝臟問題跟台灣人的居住環境和生活習慣有很大的關係，台灣人習慣晚睡，喝酒，都會影響肝臟。

紅紋區表現：肝經（最常出現紅紋地圖的經絡）膝蓋、膽經、脾經。

脾經　　膝蓋　　膽經　　肝經

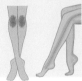

➐ 生殖系統

➑ 免疫系統

對應臟腑 ➌ 膽

情緒表現：缺乏勇氣面對外在挑戰。

紅紋區表現：膽經。

082

對應臟腑 ④胃

情緒表現：對壓力的容忍度較低。
紅紋區表現：胃經。
＊胃痛、嘔吐、顏面神經的症狀。

對應臟腑 ⑦生殖系統

情緒表現：恐懼，
意志力薄弱。
紅紋區表現：腎經。
＊包括婦科。

對應臟腑 ⑤泌尿系統、腎臟、膀胱

腎經

情緒表現：抗壓力不足、恐
懼、意志力薄弱。
紅紋區表現：膀胱經、腎經。

膀胱經

對應臟腑 ⑧免疫系統

情緒表現：生活上表現消極
或過於積極態度。
紅紋區表現：腎脾經、膀胱
經。
＊包括婦科。

膀胱經

脾經

對應臟腑 ⑥脾臟、胰臟、小腸

情緒表現：思慮太多或不
理性。所有的消化功能，
在中醫統稱為脾，包括小
腸的吸收、肝臟養分的轉
換、胰臟分泌的胰島素等
等。脾經失調會造成消化
功能不良。
紅紋區表現：脾經。
＊消化不良的各種症狀。

脾經

全身很健康者

蒸出來是粉紅色的。

只有腳底紅紋

自由基過高，毒素
都沉在腳底。腎有
狀況。

點狀紅紋

慢性病初期。

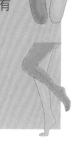

足蒸實在是既健康又方便，除了能夠促
進微循環之外，還能透過紅紋顏色、地
圖，了解毒素累積的程度與位置，藉此
解讀身體健康狀況，再加以對症下藥。

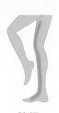

●● 認真蒸，2 週提升健康免疫力

臨床案例上，不少患者在持續足蒸大約 2 週後就看到明顯效果，又快又好的成效，他們都很驚訝、也很驚喜；也有很多老人家在足蒸之後，手腳行動立刻靈活許多，持續大約 2 週後，走路就更覺舒服。

不過，若是患者體內的寒毒、毒素累積已經過久、過深，就需要花更長的時間足蒸，才能感受到排毒的效果。曾經有一位過敏小患者，足蒸兩個多月後，症狀才稍微好轉；但另一位牛皮癬患者，足蒸 10 天就立刻明顯好轉。每個人的身體狀況不同，足蒸排毒的見效時間也不相同。

一開始可能蒸 50 分鐘才流一點點汗蒸的次數一多，會慢慢進步到40 分鐘、30 分鐘，大約到了 14 天，有機會蒸 20 分鐘就流汗，表示身體的核心熱了，發汗管道也暢通了。但無論如何，持續蒸，認真蒸，就能蒸出好循環、好健康。

INFO

半途而廢很可惜

我遇過不少女性患者，足蒸一陣子之後就半途而廢，原因竟是足蒸後出現黑斑。她們覺得腳上有黑斑很不美觀、很難堪，於是就不做了。我都替她們覺得可惜。因為這些黑斑正是毒素排出的象徵，足蒸正在幫忙把體內的重金屬毒排出，不但不應該停止，反而應該繼續進行，把毒素趕快全部排出，排乾淨之後就不會再出現黑斑了。

夏季時，也有一些女性患者認為，蒸出的紅紋久久不退，穿露出雙腿的清涼衣物時會不好看，也會因而中斷足蒸療程。其實，紅紋停留太久正代表身體毒素太多，更應該要持續足蒸、繼續排毒才對，當體內毒素變少時，紅紋停留的時間自然就會縮短。

排毒第二階段：表層

排宿便，清腸道

天天都有排便，所以一定沒有宿便問題？錯！有排便並不等於沒宿便，即使一天正常排便 2 到 5 次，也只能說是沒便秘而已。絕大多數的人都有宿便，所謂的宿便，指的是卡在腸壁上的糞便，是體內毒素已經累積至一定程度而衍生的結果。毒素蓄積到這個地步，除了打通微循環之外，還需要藉由「排宿便」，才能清除那些黏在腸壁上的糞便。

日本醫師新谷弘實是大腸內視鏡的發明人，也主治大腸與直腸等胃腸道疾病的專門醫生。就他的臨床經驗，從胃視鏡與大腸內視鏡觀察一個人的胃腸內部，如果胃壁與腸壁都很乾淨、狀態良好，這個人通常相當健康。這個理論顯示，腸道乾淨與否，關係一個人的整體健康。新谷弘實醫師也以大腸內視鏡來檢視肉食者與素食者的腸道內環境，透過影像比對得知，兩者的差異性很大，肉食者的腸道真的非常骯髒。

●● 愛吃肉肉的你，腸道內堆滿宿便

人類到底適合吃肉還是蔬食，我認為就人體的生理構造，人類並不適合吃太多肉類食物。除了牙齒和腸道的差異，肉類食物本身就有很多黏液，吃了之後很容易卡在腸壁上，隨著時間愈積愈多，就成宿便；如同血管中的斑塊一樣，沒有清乾淨就愈積愈厚，最後會造成血栓。

我小時候是走路上學，那時候還有很多牛車，所以常常在路上看到牛糞，只要那條路上有牛糞，整條馬路就臭氣沖天。人的身體狀況也是

一樣的，腸道就像馬路，當腸壁上卡滿又髒又臭的糞便，除了會破壞腸壁，讓大腸無法排出黏液之外，這些糞便本身也一直在釋放毒素，影響淋巴跟血液循環，在毒素排不出、甚至愈積愈多的情況下，身體健康怎麼會好？只要有宿便，全身的器官、血液等都會受到這股臭氣所影響。

●● 你有宿便嗎？三項簡易檢測告訴你

怎樣知道自己到底有沒有宿便？其實不需要動用到大腸鏡檢查，經由以下 3 個很簡單的測試就可以知道。

1. 觸摸自己的腸子部位，如果能從肚皮上摸到後腹壁，就代表沒有宿便。

沒有宿便的腸道就是如此的柔軟！很多小朋友的肚皮幾乎每一個都能壓到後腹壁，肚子相當柔軟；因為小朋友的身體還相當純淨，總是能快速清除身體裡面的廢物，幾乎沒有宿便問題。但隨著年紀增長，吃下愈來愈多肉，產生很多宿便之後，肚子就愈變愈硬了。

2. 每天排便次數至少 2 次（或以上），早晚各一次。

就像小嬰兒的排便情形來說，小寶貝們幾乎都是喝奶之後沒多久就排便了，一天排便好多次；因為他們身體運作機能相當好，吃下去的食

物，總是很快就消化完畢並排便出來，吸收好、排泄也好，不會囤積廢物在體內。依常理來說，成人也該如此，所以許多人認為，天天都有排便就沒有宿便問題；可是，實際上根據成人消化食物的正常速度來看，吃下東西過後，大約經過兩餐的時間，就應該消化完畢、排出糞便，依此估算，一天應該至少排便 2 次，甚或更多次，才能把糞便全都排出。你，一天有排便這麼多次嗎？

3. 大量吃肉、蛋、奶類食物，必有宿便。

愛吃肉、蛋、奶類食物的人，就算一天排便 5 次也都還有宿便殘存體內。你可能要驚呼：怎麼可能？別驚訝，事實就是如此！因為肉、蛋、奶類食物所產生的代謝黏液實在是太稠、太難排了。下次吃很多肉時，不妨觀察一下，排出的糞便是不是相當黏稠，甚至黏在馬桶上，怎麼沖水也都沖不掉；黏液這麼多的糞便，會黏在馬桶上，也一定也會黏在腸壁上，經久積累就成宿便了。

●● 沒宿便，腸道影像才夠美

大腸是排除體內廢物的主要管道，也是身體的四大排毒路徑之一。如果腸道上有宿便，會與腸黏膜產生反應，導致腸黏膜病變，腸黏膜上的有毒物質也會經由腸壁的滲漏（如腸漏症）而進入微血管，隨著血液流到身體各處；簡言之，體內若有宿便，全身的血液和淋巴也會受到汙染。在中醫經方學派治療肺疾時，強調「清大腸」，目的使大腸排除黏

液的功能恢復正常。

　　長期研究宿便與排毒，對於如何清除體內累積的宿便，我有一套獨家草本酵素配方，主要是利用自然植物中的各種天然作用，有些成分可以刮除腸壁宿便、有些成份可以促進腸道蠕動等，再經過十多年的時間慢慢修正、調整，終於得出最佳的草藥配方，先以純天然的植物成份去促進腸道蠕動、分解黏液，當宿便的黏稠度逐漸降低之後，再加入纖維素，讓腸道中的益生菌有食物來源，改善腸道中的菌叢生態，療程持續至少 14 天，就能改善腸道環境，逐步清除宿便。沒了宿便，腸道拍起照來，才會好看！當然最重要的是，身體才健康。

三招助排宿便	① 有助大腸常保乾淨的酵素	以中草藥複方調製的酵素，可以促進腸道蠕動、分解黏液，有效率地幫助清理宿便。
	② 好的飲食習慣	少吃葷食，多吃蔬食。葷：素＝1：7。減少攝取肉食而代謝出的大量黏液蓄積，同時讓植物纖維幫助腸道蠕動，以清理宿便。
	③ 多喝水	尤其最好在每天起床後，先喝500cc 的水，並輔以胃腸部位按摩，排宿便效果更快速、顯著。

從食物消化原理看宿便的影響

　　整個食物消化、吸收到形成糞便的過程，大約是 4 ～ 6 小時，一旦口腔、胃、小腸及大腸其中一個環節有狀況，排便就會被影響，也是造成宿便、腸胃不舒服的原因。

1. 口腔：現代人進食速度太快、用餐不專心，咀嚼食物的次數太少，往往造成食物進入胃時的體積太大。太大的食物會秒成胃的負擔，而且需要比平時多 1 ～ 2 倍的時間分解食物，這也同時造成胃酸分泌過多、進而有潰瘍的問題。

2. 小腸：酷愛肉食、飲食油膩的情況下，當食物來到小腸的前段（膽汁加入）開始進行脂肪分解時，食物中所含油脂太多，會造成小腸前段工作量變大。

3. 大腸：有兩種情況會造成宿便，一種是前述所說，吃了不當食物，例如油脂太多、加工食品、精緻食物，使糞便太過黏稠附著於腸壁，另一種是當糞便來到此、停留過久時間，水分持續被大腸吸收，造成糞便又乾又硬，不易排出，毒素逐漸附著在腸壁上、造成腸壁受損，進而形成腸漏症，甚至大腸癌化。

排毒第三階段：半表半深

淋巴排毒，去除自由基

皮膚容易出疹子、長痘痘、發炎、暗沈，小心！有可能淋巴已經出問題了。皮膚是淋巴狀態的顯示，淋巴沒有毒素時，膚質會很好，有光澤度，甚至會微微從內部透光。反之，就是在警告：體內毒素已經積累到淋巴了。

淋巴和腎有關，佔整個身體排毒功能約 20% 左右，若體內淋巴中有毒，表示皮下汗腺、大腸、肝膽等三個排毒管道已經被阻塞了，毒素才會跑到淋巴裡蓄積；換言之，積毒到了這個階段，也等於是宣告：身體的四大排毒管道都亮紅燈了。

●● 三管齊下，效果加乘

「毒出能入」療法的第一、二項（打通微循環、排宿便）是可以並行的，淋巴排毒是第三項，要看體內積毒和身體的狀況，可與前兩項一起做，三管齊下，有加乘效果。

清除淋巴毒時，先要知道到底是什麼東西在體內已經過量，並成了毒素殘留在淋巴裡，引起發炎反應和過敏症狀。因為淋巴排毒是透過免疫反應表現情況，過程中會導致身體紅、腫、熱、痛等症狀，也就是發炎。當身體的另外三個主要排毒管道（皮下汗腺、大腸、肝膽）暢通時，免疫發炎反應是不會發生的。或者快速將淋巴毒素排除，體內所產生的免疫反應也會很快下降。

以紅紋地圖來解讀，足蒸之後如果出現暗紅或黑色紋路，就代表毒素已經累積很多了，在排毒程序上，除了足蒸促進微循環之外，一定要搭配排宿便、淋巴排毒和肝膽排毒。前兩項是淺層排毒，後兩項是深層更新。在時序上，要一項一項來，先表淺後深層。毒素積累太多、太深時，可以並行，以加快排毒的速率。

●● 排毒等同減少自由基

關於淋巴排毒，從西醫的角度來看，我認為最重要的就是減少體內的自由基。自由基的使命是「破壞」，體內適量的自由基是有益處的，它可以破壞體內衰老的細胞和入侵的病原體（例如細菌和病毒），但過量就會搞破壞。

因為在免疫反應中，過多的自由基是啟動發炎反應的因子。當淋巴裡堆積了很多會導致慢性發炎的自由基之後，就會形成所謂的淋巴毒素。想要排出淋巴毒素，就要多攝取抗氧化物去降低會致炎症的自由基，而且因為宿便的毒素會進入淋巴系統，所以在清除淋巴毒素之際，必須要同時改善腸道環境，目前以補充益生菌為主流。

我在研究益生菌時，認為加入大量的抗氧化成分，採用複方的方式雙管齊下，讓淋巴排毒進行得更有效率。複方成分的益生菌產品，從患者的體驗中得到相當好的印證，一來抗氧化物能夠解決淋巴的發炎問題、降火氣，而益生菌則去擠壓壞菌的生存空間，進而優化腸道環境，當腸壁不再有宿便，變得完整又乾淨時，那些惱人的過敏原、毒素就無

法輕易進入淋巴及血液循環中。

●● 排除淋巴中的毒素與黏液的五種方式

排除淋巴毒，主要是在排除淋巴中的髒水與黏液，其惡臭有如一池死水的臭池塘或一條汙穢不堪的臭水溝，必須要用很多的水把這些髒汙給沖走。

促進淋巴排毒有以下幾項重要療法：

1. 小分子團鹼性水

血液與淋巴的 90% 成分是水，小分子團的水可以加速血液與淋巴在不同組織間進出的速度，有助於改善淋巴循環，順暢發汗與排尿，加快排毒速率。記得多喝水，一天至少 2500cc，而且一定要喝好水。

2. 慢性食物過敏原抗體檢測（IgG）

許多西醫比較重視急性過敏原抗體 IgE，但對占所有過敏有關的抗體總量 80% 的慢性過敏原抗體 IgG 比較不重視，因為有時慢性過敏原在身體症狀不明顯。慢性發炎是很多過敏症狀、慢性病與重症（癌症）的共同病理現象。做慢性食物過敏原抗體檢測，約可篩檢 96 種食物，協助區分對那些食物的過敏程度是無、輕、中或重度，以調整日常飲食，因此也是幫助淋巴排毒的重要工具。對於重度過敏的食物，禁食 6 個月；中度過敏的，就禁食 3 個月；輕度或無過敏的，可以 4 天吃一次的輪替法來食用。

台灣人的慢性過敏食物榜上，牛奶和蛋位居冠、亞軍，其他常陪榜的還有：含有小麥麩質的麥類製品、花生、豆類及豆類製品、精緻食物油脂等。我還是要再強調，無論有沒有對奶和蛋類過敏，最好都要忌口這兩類食物。

3. 高抗氧化益生菌複方

我多年來的研發證實，可以補充益生菌、綜合蔬果纖維素，並提供高抗氧化力，處理慢性發炎。

不僅含有七十多種的蔬果酵素，還有有效的益菌株，以及含有高抗氧化力的山竹果全果粉和印度醋栗。以 14 天為一個周期，每天早晚交替食用，腸道乾淨溜溜，沒有宿便就沒有毒素會進到淋巴裡。

4. 能量舞蹈

能量舞蹈是恢復身體敏感度很好的方法之一。它是一種簡單的氣功，融合道家的太極與佛陀內觀與即興舞蹈，讓人很快感覺到身體的「氣」在移動；它也是全身性均衡的運動，可以運動到每一個關節、每一寸肌肉，包括很少運動到的脊椎，而且能有效促進身體的微循環、幫助身體發汗；當注意力放在身體的每一個部位，對身體敏感度的提升大有助益。每次能做到 30 分鐘，睡前做也能幫助改善失眠問題。

5. 其他

腹式呼吸：可使腹腔成為加速淋巴循環的淋巴心臟。

淋巴按摩：揉通淋巴堵塞處，促進淋巴流動。

DIY日常保健：排毒果汁與飲用好油（製作請看P099）

INFO

綜合蔬果酵素

1. 水果類：鳳梨、蕃茄、青木瓜、葡萄、梅子、番石榴、檸檬、葡萄柚、甜橙、椪柑、龍眼、桃子、蓮霧、桑椹、荔枝、紅龍果、金桔、蘋果、百香果、柳丁、李子、棗子、哈密瓜。

2. 蔬菜類：胡瓜、南瓜、絲瓜、冬瓜、苦瓜、紅蘿蔔、地瓜葉、小黃瓜、大白菜、小白菜、高麗菜、青椒、皇宮菜（落葵）、芹菜、西洋芹、青江菜、A菜、芥藍、香菜、紅棗、青花椰菜、馬鈴薯、老薑、地瓜、櫛瓜、山藥、香菇、柚子、蕹菜（空心菜）、秋葵、菠菜、甜椒、茄子、筊白筍、菜豆、敏豆、紅鳳菜、牛蒡、莧菜。

排毒第四階段：深層

肝膽排毒，排除深層穢物

最深層的肝膽排毒，是排出大量黏液的關鍵階段，重點在於清除掉肝膽中的深層穢物（注意！不是清膽結石喔！），以回復肝膽的功能。

前三種排毒方式包括促進微循環、排宿便、淋巴排毒是可以同時進行的，但肝膽排毒就必須排在最後，而且必須要在前三種排毒療程進行約 2 週後才能做肝膽排毒。這是因為肝膽毒最為深層，必須確定淋巴、腸壁、微循環都暢通之後，才能真正排出肝膽毒。雖然坊間流傳許多肝膽排毒法，但我的誠心建議是：接受專家的指導，才能安全地進行。

●● 特調蔬果汁幫你排肝膽毒

以臨床經驗來看，通常小朋友大多只需要進行微循環、排宿便、淋巴排毒，就可以把體內的毒素清除得很乾淨，回復純淨的身體，找回健康；因為他們接觸到的汙染還沒太多，體內的毒素沒有成人那麼多、那麼陳年的毒。

從患者足蒸的紅紋地圖中，不難發現許多成人的積毒已深入肝膽。肝膽中的毒素來自：膽汁過於濃稠、膽囊發炎、膽道狹窄等原因，導致原本應該由膽汁來排掉的穢物，沈積在肝膽之中，日久就卡在肝膽深處，更排不出，以致於肝膽功能日益衰退。

歐美盛行一種排膽結石法，飲用蘋果汁、檸檬汁和橄欖油混合液，

協助排出體內膽結石。知名抗癌專家雷久南博士，也將他的 7 日或 3 日排膽結石法介紹給台灣的自然療法愛好人士，以溫開水、綜合蔬果汁、間接斷食來進行肝膽排毒。

我略微調整了雷久南博士的蔬果汁配方，改採用略酸的果汁、酵素與油脂來幫助肝膽排毒。因為略酸的蔬果汁，如葡萄柚汁、蘋果汁等，可以提升膽囊收縮能力，進而促進分泌膽汁，把肝臟、膽囊中的藏汙納垢排出，而酵素可以使效果加乘，之後再利用油脂包覆這些髒東西，然後經由排泄系統排出體外。在這個肝膽排毒的過程中，患者會一直跑廁所，有些人會覺得麻煩而中途放棄；其實只要撐過去，體內的黏液與穢物就能大量地排出。

●● 寒性體質人必須注意順序，以免愈排愈虛

此外，全年都手腳冰冷的體寒者，一定要等到微循環重建之後，才可以進行肝膽深層排毒。寒毒所在之處就是微循環不佳之處，比如膽囊中，如果沒有先打通微循環，先把寒毒排出，突然進行肝膽排毒過程中，就會覺得「寒冷」，這一點是體寒者必須要特別注意的。

●● 排毒療程是有邏輯的

現代人都知道自己的體內毒素很多，也願意嘗試去排毒，以減輕身體的負擔。坊間因而有許多各式琳瑯滿目的排毒招式，不過大多缺乏章法，排毒效果相當有限不說，甚至可能導致反效果，而使毒素累積得更多、更深層，不得不慎。

再次提醒「毒出能入」療程是有醫學理論與臨床實務，要由表層、半表半深、再進行到深層，但也可以表層和半表半深三個項目同時進行（也就是重建微循環、排宿便、淋巴排毒），但是肝膽排毒一定要放到最後。過敏症狀和疾病很快就獲得改善，既簡單又有效，身體也能感受到無毒一身輕，重回健康的生活。

INFO

肝膽排毒的原理

肝臟是解毒最重要的器官，經過解毒後，減弱的毒素會以兩個路徑排出：一是進入微循環，再由微循環進入血液循環、帶到腎臟排出；另一種是經由分泌的膽汁方式排出，也占比較大的比例。

膽汁進入小腸工作後，因為現代人飲食的油膩，造成膽汁過於濃稠無法順利排出，又累積到肝臟和膽囊中，含有大量毒素的膽汁長時間累積後會形成結石、膽砂等固體或半固體物質，藏在肝臟深層更難排出。

INFO

飲食DIY日常排毒法①
保健泌尿系統排毒果汁

●● 蔓越莓汁 + 檸檬汁

準備材料：蔓越莓汁 800 ～ 900cc、檸檬汁 300cc（可以自己鮮榨，也可以購買成品，最重要是「無添加糖」）。

製作方式：兩種果汁混合，可以選擇加不加水稀釋，以自己的口感為主。

飲用方式：一天喝完，一個療程要喝 5 天。

維持疏通日常保健DIY②
簡易淋巴排毒果汁

●● 橄欖油 + 檸檬汁

準備材料：有機冷壓第一榨橄欖油 10 ～ 15cc、檸檬汁 10 ～ 15cc。

製作方式：兩種混和飲用方式：每天一次。

不過敏的簡單生活表

飲食 建議選擇	肉類食物占整體 1/8，其他 7/8 採蔬食，不吃白米、白麵。若要攝取澱粉食物，選擇糙米，對精製糖類與奶類忌口。
進食順序	先喝一小口湯暖胃，接下來吃生菜如沙拉，再來是煮熟的蔬菜，如果需要攝取澱粉食物，可以吃少量糙米飯，最後再吃肉類食物。 水果，建議在兩餐之間吃，若只能在晚上吃，最好是晚餐過後 1 小時以上再吃，以免影響消化速度。
微循環	保持微循環暢通。建議足蒸促進微循環，或是每天進行 30 分鐘的快走。
排便	每天至少 2 次以上。
冷氣	夏天開冷氣時，建議將溫度設定於攝氏 27 度，並且搭配電風扇，讓室內空氣循環良好。
益生菌	選擇經研究證實有效的菌種；同時兼有抗氧化成份，可助降低身體的發炎反應；避免喝含糖優酪乳。

補充能量

強化身體＋自愈力升高

Chapter

4

能入，有形無形都重要

　　我一直強調「毒出能入」的重要性，所謂的「毒」與「能」，都分為有形與無形。有形的「毒」與「能」，是指毒素與營養；無形的「毒」與「能」，則都是指情緒。「毒出能入」，無論是有形或無形，都很重要。

●● 無形與有形的「能入」

　　「無形的能」也是相同道理，例如會感動的事就是一種「能」。能夠讓人心情愉悅，有助身體健康。

　　「有形的能」，就是營養。美國的金字塔理論有五大營養素，包括：碳水化合物、脂肪、蛋白質、維生素、礦物質。此外，可以再加上第六大，就是近年來很受矚目的植化素。所謂的「能入」，就是微循環最好的營養來源，當我們打通微循環之後，這些偏鄉的垃圾可以順利運出，營養自然也能進入，就是這樣一進一出，若以微觀的細胞層次來看，毒出與能入是同時進行的，營養進入細胞之後再代謝廢物出來，這就是能入毒出的過程。

●● 前三大營養素：碳水化合物、脂肪、蛋白質

　　五大營養素中，我們先討論碳水化合物、脂肪、蛋白質，這三項營養素是人體生存所需的重要元素。這三種營養素大部分都會轉化為卡路里、熱量，而不管是講話、心臟跳動或肌肉收縮，都需要這些營養素作為能量來源；再者，這三種營養素也是維持細胞組織運作的重要關鍵，因為它跟身體化學分子的合成息息相關，例如油脂跟睪固酮、荷爾蒙合成有關，而蛋白質則能夠變成一個訊息因子，去溝通身體各個細胞、傳導訊息等。

　　這三項營養素中，我先大致區分為好與壞，基本上植物來源大部分都屬於好的，動物來源大部分都是壞的。所以好的飲食習慣，首先要選擇好碳水化合物、好脂肪（植物性油脂，例如豆類或種子。）、好蛋白質，挑選重點如下：

1. 優先選擇植物來源。以蛋白質而言，選擇根類食物，就會比肉類更好。

2. 烹調時，加工程序愈少愈好。

3. 烹調時，切忌太高溫，因為高溫容易產生質變，尤其是蛋白質、脂肪。曾有研究指出，一片烤肉所產生的毒素比四條菸還多，尤其是烤焦、黑黑的部分最毒。

4. 生產過程中，農藥跟化學藥劑的使用愈少愈好，當然完全不用是最好。

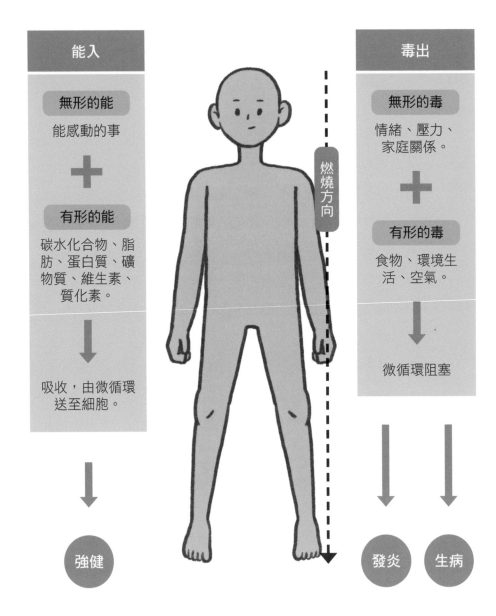

能入

無形的能
能感動的事

＋

有形的能
碳水化合物、脂肪、蛋白質、礦物質、維生素、質化素。

↓

吸收，由微循環送至細胞。

↓

強健

燃燒方向

毒出

無形的毒
情緒、壓力、家庭關係。

＋

有形的毒
食物、環境生活、空氣。

↓

微循環阻塞

↓   ↓

發炎   生病

●● 後三大營養素：礦物質、維生素、植化素

　　三大營養素之外，還必須有礦物質、維生素、植化素。在人體裡，礦物質一直是處於微量的狀態，當身體需要利用到礦物質時，首先要把它轉變成有機的礦物質，例如鍺、鐵，這個轉變成有機礦物質的過程，必須要先透過土壤裡的細菌或植物的作用，土壤太多化學汙染，可能就會使這個機轉過程不順暢。

　　人活在這世界上，不管是飲食、甚至基因中的序列，都跟細菌密切相關，例如細胞中的粒線體，其實就是外面侵入的微生物，它本來是另外一個生命，卻跟我們的細胞融合在一起。由此可見，我們的細胞不斷地在跟外面的微生物互動中。但西醫在治療過敏症狀上，卻是採取類似焦土作戰的方式，只要出現病原就把它滅掉，但是這個方式忽略了我們身體裡有 60 兆的細胞、600 兆的微生物，人類本來就是一直不斷在跟 600 兆的微生物互動。

　　只要和大自然互動就會遇見微生物，無論是光、空氣、土壤裡都充滿微生物，假使採取西醫堅壁清野的治療方式，不管好或壞的微生物都一率滅掉，寧可錯殺一百也不願放過一個，就連對人體有益的好菌也一併被消滅，這樣會使得我們的身體逐漸失去與大自然互動的能力，反而會讓體質愈來愈差。這就是為什麼長期、頻繁地使用西藥，身體便會逐漸失去與微生物互動的能力，也就會影響礦物質轉換成有機礦物質的過程。

回到維生素，從維生素 A 到維生素 K，維生素是一個酶的狀態，也就是所謂的酵素，是我們身體化學反應的催化劑，可以讓身體運作地更順暢，就好像汽車引擎機油的角色，當機油這種催化劑缺乏時，身體的運轉就會出問題。

最後是植化素，也就是所謂抗氧化物，隨著癌症病例愈來愈多、致死率高不下，近 7 到 8 年以來有很多關於植化素的研究，結果顯示植化素能有效降低自由基，因而十分受到矚目，包含醋栗、山竹果等都含有很多植化素。

●● 植化素的神奇作用，抗氧化抗發炎

有過敏症狀的人時最需要的營養素便是「植化素」，因為它的抗氧化能力可以減低發炎反應，就能緩解過敏症狀及不適，除了前面提到的印度醋栗、山竹果，葉黃素也是植化素，此外還包括肉桂、薑黃，它們的抗氧化力都很強，也同樣都是植物來源。

●● 日常飲食，肉：菜＝1：7

所以如果可以堅持 1/8 肉類食物、7/8 植物的飲食習慣的話，原則上身體是不太會發炎的，人體的很多炎症大都是吃了太多肉所致。
肉：菜＝1：7 要如何進行呢？
一般來說，我們一餐所吃的食物分量其重量大約是自己體重的

10%，80 公斤的人就吃 800 公克，50 公斤的人就吃 500 公克，再把公克數分成 8 等分即可。

　　80 公斤 → 1 餐吃 800 公克，等於是 100 公克的肉 +700 公克的菜。現代人上班並不方便秤重，可以用飯碗的 1/2 碗或 1/3 碗當成一份來大概估算即可，每餐就是 8 份，至於要選擇用 1/2 或 1/3 為單位，根據每個人的食量情況而定。

例如 1/2 碗 ✕ 8 分解成→ 1/2 碗 ✕ 1 ＝肉，1/2 碗 ✕ 7 ＝菜

1/3 碗 ✕ 8 分解成→ 1/3 碗 ✕ 1 ＝肉，1/3 碗 ✕ 7 ＝菜

　　以我的乾媽李秋涼女士為例：她罹患癌症之後，子宮、卵巢、膀胱、輸尿管通通都切除掉了，所以她每天要藉由腹部插管來進行 3 次自我導尿。在我這個醫師看來，這真是很可怕的行為，因為這個過程很容易導致腹膜炎，臨床上都需要仔細地消毒，以確保不會受到感染。然而，我曾經親眼目睹李秋涼女士導尿，她在整個過程中完全沒有進行消毒，可是卻從來不曾感染，最主要的因素就是，她的飲食幾乎都採取植物飲食，就算偶爾吃肉，也是吃有機的肉品。

　　所以，假使你的肉食比例能降低，身體的發炎機率也會跟著降低；若真的無法抗拒肉食的誘惑，那就增加抗氧化物的來源，或攝取更多蔬食，並壓低肉食所占的整體比例。

六大必需營養素

糖、 脂肪、 蛋白質	這三種營養素是人體生存所需的必備營養素，因為它們大部分都會化為卡路里、熱量，而人類的日常活動包括心臟跳動或肌肉收縮到說話，都需要這些營養素作為能量來源。 這三種營養素也是維持細胞組織運作的重要關鍵，它跟身體化學分子的合成息息相關，例如油脂跟睪固酮、荷爾蒙合成有關，而蛋白質則能夠變成一個訊息因子，去溝通身體各個細胞、傳導訊息等。
礦物質	在人體內處於微量的狀態，當身體需要利用到礦物質時，必須先把它轉變成有機的礦物質，例如鍺、鐵。這個轉變成有機礦物質的過程，必須要先透過土壤裡的細菌或植物的作用，若能經常與大自然互動，轉換過程會更為順暢。
維生素	也就是所謂的酵素，維生素是我們身體進行化學反應的催化劑，可以讓身體運作地更順暢，就好像汽車引擎機油的角色，當機油這種催化劑缺乏時，整體的身體運轉就會出問題。
植化素	也就是所謂抗氧化物，能有效降低自由基，降低罹患癌症的機率，包含醋栗、山竹果等都含有很多植化素。

這樣選出好營養

1 優先選擇植物來源，例如植物性蛋白質就比動物性蛋白較好。

2 營養素的加工烹調程序愈少愈好。

3 盡量採取低溫烹調，因為高溫容易變質，尤其是蛋白質、脂肪，曾有研究指出，一片烤肉產生的毒素比四條菸還多，尤其是烤焦、黑黑的部分最毒。

4 生產過程中，農藥跟化學藥劑的使用愈少愈好，完全不用最好。

進食順序大有學問

正確的進食順序可以讓消化更順暢,反之,錯誤的進食順序就會增加腸胃道的負擔,也容易產生宿便。用餐之前,建議先喝一點點熱湯,大約 1/3 碗到半碗就好,先暖暖胃,千萬不要一下子喝兩、三碗,喝下太多湯會稀釋胃液,反而會影響之後消化。

●● 湯→菜→(飯)→肉,腸胃才好消化

喝一些湯,先喚醒胃,讓它開始做好準備迎接之後進入胃部的食物。接著吃植物類食物等,最後再吃肉,因為腸胃消化分解蔬食快,蛋白質慢。水果,建議在兩餐之間食用,如果只能在晚餐過後吃水果,建議間隔 1 小時以上,比較不會影響消化速度。

注意到了嗎?我的飲食中並沒有澱粉類食物如飯、麵類。我認為現代人每天耗能最多的就是手指與大腦,所以不太需要攝取澱粉類食物,除非你每天勞動相當多,消耗大量體力,比如工人、農人、運動員、或者天天跑百米的人,那就可以「少量」攝取澱粉類食物,其中以糙米為比較好的選擇,而順序要安排在肉類之前。

黃醫師研究建議：飲食順序

1	喝湯	先喝大約 1/3 到半碗的湯，稍微暖暖胃。	千萬不要一下子喝兩、三碗，喝下太多湯會稀釋胃液，反而會影響之後消化。
2	蔬菜（根、莖、葉）	植物類食物較容易消化，所以優先食用。	可以增加消化速度。
3	澱粉（不建議食用。若要吃，請選擇種子類或根類，例如糙米、紅藜、小米）	現代人活動量少，並不太需要白米、白麵等澱粉類食物。若屬於會耗費大量體力的勞動者、運動員或孩童，可以攝取少量糙米飯。	消化速度較蔬菜、植物慢，但又比肉類食物消化速度快，食用順序介於蔬菜與肉類之間。
4	肉類	肉類食物本身即具大量黏液，所以消化速度慢，同時又容易卡在腸壁，應該最後再食用，才不會阻礙其他食物的消化。	肉類食物比例要維持在整體的 1/8，不可超過，否則腸道還是難以消化。
5	水果	水果應該在兩餐之間食用，比較不會影響消化速度。	現代人生活相當忙碌，如果只有晚餐過後才有機會吃水果，建議間隔晚餐 1 小時以上，才不會影響腸道消化。

先喝一些湯，再吃蔬菜、肉類，兩餐之間吃水果，這個進食順序是依照人體胃腸消化速度所設計，暖胃代表先「暖機」，準備好再「開機」吃好消化的蔬菜。其中，生的蔬菜先吃、煮熟的蔬菜後吃；因為生菜進入腸道之後的體積變小，就算吃下一大盤生菜沙拉，進去腸道之後可能只變一個拳頭般大小，相對來說，消化速度更快，而煮熟的蔬菜，台語戲稱「打老婆菜」，就是指一大把生菜煮熟之後只剩一點點，例如菠菜、茼蒿等等，這些煮熟蔬菜的體積密度相當高，消化速率會比較慢，因此先吃生菜、再吃煮熟的蔬菜。

●● 先吃蛋白質容易造成胃堵塞、脹氣

　　肉類食物的消化速度又更慢，以體積密度來看，10 公斤的穀類可能才長出一斤或半斤的肉，再加上肉類食物本身就有黏液，容易卡在腸道之中，消化速率又更慢。很多人吃飯時，常常迫不及待地先大口吃肉，此時肉類食物全先進入腸道，就堵塞了整個腸道，那麼就算蔬菜消化速度快，也全部都塞在肉類後面而出不去，於是就容易脹氣、形成宿便。

　　我打個有趣的比方，這就好像我們男生在當兵期間，開車時常常都咒罵前頭領隊的排長，那時常在山路上開車，領頭都是排長開著大貨櫃車，時速可能只有 30，山路很小、車子很大，又不可能超車，否則很容易車禍，所以我們後面這些車子明明可以開得快，但又被排長的車子擋住，只能跟在後面氣得要死。難以消化的肉類食物就好像排長的大貨櫃車一樣，會造成整個消化過程的遲滯。

前面提到，人類犬齒占整口牙比例的 1/8，所以我建議每餐肉類的比例，也該占一餐所有食物的 1/8 即可，其他 7/8 盡量都採取植物性飲食，而白米、白麵，或是畜養、種植中使用過多荷爾蒙、抗生素、農藥的食物都不建議吃，這些食物都容易使身體累積毒素。想要吃安全、沒有添加物的食物，台灣早已經有相關技術，但是許多人就喜歡抄捷徑，不喜歡下功夫，於是就會產生問題食材。選擇食材時，盡量多選擇有機產品，或是謹慎挑選食物來源，當然生活中有許多應酬，很難全方面照顧到無毒飲食，如果擔心吃到不好成分，那就多足蒸來促進微循環、多排毒。

INFO

華德福土壤改良系統

華德福系統中有個土壤改良技術叫「生物動力農法」，當然土壤改良需要一點時間，大概經過半年、一年的時間就可以發現，土壤從本來的黃褐色，開始變成紅色、黑色，黑色土壤代表含有很多養分，土壤中的微生物相當多，這樣的土壤，也許在改良的頭一年、兩年，農作物的產量都會比較少，但是大約三年後，產量甚至會比使用農藥的耕作產量還來得更好。

●● 小朋友的飲食關鍵

還有，一般認為小朋友發育會需要澱粉類食物，我也同意小朋友可以「少量」攝取澱粉類食物，最好選擇種子類（糙米）。但是，造成小朋友過敏的飲食問題並非來自澱粉類食物，而是應該盡量避免精製糖類的零食與飲料，例如洋芋片、汽水、含糖果汁等，牛奶也不建議喝太多。東方人天生體質就不太適合喝牛奶，所以建議改喝優酪乳或豆漿，因為比較好消化，而且還有益生菌，記得要選擇無糖口味，否則又吃下過多的糖分。

●● 植物部位不同，能量也不同

同一棵植物，部位不同，所蘊含的能量也不同。種子，為了能度過寒冬，且擔著繁殖重任，是植物精華所在，能量排行第一；根部，埋在冷冷的土壤裡，植物行光合作用之後的養分都送到這裡儲存，形成澱粉與蛋白質，能量排行第二；莖，尤其是盛產在夏季的莖類食物，因日照時間長，接收到的太陽能量多，本身不需儲存大量能量，能量排行第四，屬性偏寒；葉，接收到日照的面積最大，也無需自行儲存能太多能量，能量排行第三，屬性偏寒。

花屬於葉類，而多數的果實屬莖，如荔枝、龍眼、蓮霧、芒果等纖維多的水果，可視為有甜度的莖，一些蛋白質含量高的果實如南瓜、酪梨、木瓜，可視為根。

植物的葉、莖、根、種子等各個部位，我認為也可以跟人類身體互為對應：葉就是我們的頭部，莖就是我們的軀幹，根就對應到骨盆位置，而種子就對應到生殖系統的卵巢與睪丸。所以如果火氣大，可以多吃偏寒的葉菜類植物；若是心血管或腸道有問題，比較屬於軀幹，就可以多吃菜梗；倘若感到精力很差，就建議多吃種子類食物，種子的營養價值相當高，含有大量植物油、植物蛋白。

●● 寒氣大、火氣大，多吃好的植物油

體內有寒毒或屬於寒性體質，建議可以多吃一些植物油，例如亞麻仁油、葵花子油、橄欖油，這些油的熱量高，而且可以在體內燃燒得很好，再搭配一些植物性蛋白質如豆類，會讓細胞代謝呼吸速率變好。早上起床後，直接將一匙植物油含入口中，立刻就會覺得身體變熱了。

飲食上，寒毒較多的人也要避免吃冰、喝冰水，因為這樣會直接影響腸道溫度；氣血好的人吃點冰品也許沒問題，但如果本身腸道已經不好，就會寒毒更重。另外，很多人喜歡喝冰水是因為火氣大，其實是體內的自由基過多、毒素多，所以喝冰水會讓他感覺比較舒服，這也是一種寒毒互相影響的表現。

●● 料理有方，才吃得到營養

最後，食物的烹調方式也很重要。以葉菜類來說，汆燙最方便又能保有最多營養素，但要記得汆燙時間不要太久，以免營養素流失太多；根莖類食物如地瓜、馬鈴薯，可以採用蒸的方式；至於其他食物的料理方式，最大的原則就是「低溫烹調」，不管是植物油或動物油，只要高溫烹煮超過燃點就會開始氧化，進而產生自由基、致癌物質。

●● 益生菌可以加速「能入」

除了從食物中獲得營養之外，也可以補充益生菌和抗氧化物來降低身體的自由基，但必須選擇優秀的菌種，能減少過敏反應，也是「毒出能入」同步進行的最佳代表營養素，因為優秀的菌種可以讓腸道成為最肥沃的土壤，在這片土壤中，毒素可以順利排出體外，肥沃的土壤也滋養出更多好菌，讓整體的腸道環境更好，不只能對抗壞菌，過敏原或其他毒素也無法進入腸道中；高抗氧化物成份可以降低發炎反應、減少毒素，同時也能注入更多營養。

不會引發過敏症狀的食物

① 高抗氧化力食物	肉桂、薑黃、山竹果、醋栗等。	降低身體的發炎反應，減少過敏症狀。
② 粗纖維植物	蔬菜根莖部位的粗纖維部位，例如空心菜梗、芹菜梗、芥藍菜的莖等。	由於纖維較粗，可以幫助刮腸壁，進而達到排宿便、排黏液的目的，還能夠作為益生菌的食物，有助腸道好菌增加，而且益生菌也會把腸壁調整在最佳狀態，毒素無法進入腸壁，就不會引發炎症和過敏症狀。
③ 微酸食物	例如檸檬、百香果、柑橘。	可以降低體內的黏液的黏性，可以讓黏液比較容易排出身體。
④ 真菌類食物	如菇類、靈芝。	排濕、提升免疫。
⑤ 產熱食物	植物油，如亞麻仁油、葵花子油、橄欖油等。	這些油熱量高，而且可以在體內燃燒得很好，建議早上起床之後可以含一小匙植物油，有助於散出體內寒毒。
⑥ 益生菌複方	龍根菌、發酵乳桿菌、瑞士乳桿菌、嗜酸乳桿菌、鼠李糖桿菌、副乾酪乳桿菌、乳酸乳球菌以及唾液乳酸桿菌等。成人使用著重抗氧化比例要高。	可同步進行毒出能入，改善腸道環境，讓毒素順利排出體外，而高抗氧化物成分可以降低發炎反應、減少毒素，同時也能注入更多營養。

頂營食療法：
根據體質吃對食物

現代人因為葷食比例過高，體內累積的黏液太多，再加上比起蔬菜，肉類容易孳生細菌，圈養的的魚、牛、豬等肉品都含有抗生素和荷爾蒙。另外，再依照人類演化，從牙齒的功能來看，在頂營食療法裡面，也依照體質給予不同菜盤，葷蔬比例 1 比 7，也就是肉類占一份，其他皆為植物。

食材除了選擇有機、無毒、非基因改造食材為主，我更重視的是當令、當地的食物，這些食物和我們身處同樣的時間、空間，由同一片風土孕育，這樣生長出來的食材所蘊含的營養也最適合我們。

再者，非當令食材農人為了讓蔬果長得漂亮，可能會噴灑更多農藥或使用生長激素。進口蔬果則因經過長途運輸，元氣耗盡，我們無法從中獲取能量，所以，進行食療法必須先確保食材品質。而在頂營食療法裡面，食材挑選原則就是以本土、盛產的根、莖、葉、種子。

●● 攝取對的植物各部位，身體才能獲得能量

植物的各個部位，攜帶的能量多寡不同，吃錯了，反而讓身體症狀或疾病更加嚴重，例如經常熬夜或喝酒應酬的人，體質上火，但對於能使身體降火的蔬菜水果攝取量不足，或者進補過頭，反而讓身體更上火。植物蘊涵的能量多寡，也會因為生處生長環境有所不同。

舉例，生長在光照少、氣溫低的植物，為了度過嚴峻的氣候，營養

與能量越高；相反的，日照充足的植物，因為可以隨時獲得能量，所以自身蘊含的能量較低。

●● 根據不同體質調整吃「植物」比例

強調植物各部位攝取比例，是頂營食療法最重要的基礎，所以除了掌握每餐的葷、蔬比例，在七份「素」食中，並不是選擇「植物性食材」就好。

根據書中個人的期別補充需要的營養建議，調整植物性食材中根、莖、葉和種子等部位的攝取比例，因為即使是同一棵植物，不同部位所含的營養與能量亦大不相同。針對植物部位特性，再搭配個別需求，參考表中餐盤比例，就能知道那些食物可以多吃，那些食物應該避免。

	症狀分期	體質分類	莖	葉	根	種子	肉類
各種體質選用食物的比例	第二期	上火體質	1	4	1	1	1
	第三期	發炎體質	1	3	2	1	1
	第四期	黏液體質	3	2	1	1	1
	第五期	虛寒體質	1	1	3	2	1
	第六期	重症體質	1	1	2	3	1

益生菌，活化腸道抗發炎

腸道，有人體的「第二個腦」之稱，可想而知，何其重要。因為，腸道的神經網絡非常複雜，許許多多的神經綿密地布滿腸道內層，匯集資訊以傳送給中樞神經，除了大腦之外，就屬腸道的神經系統最複雜了。而且，腸道不只是消化器官，負責吸收營養和排除毒素，同時也是最重要的免疫器官，進行免疫調控，是人體防禦系統的最前線，有最強大的禁衛軍，並佈防了嚴陣以待的大軍，隨時迎戰壞菌和毒素。

人體內有數量非常之多（100 兆以上）的細菌（微生物），其中99% 的細菌住在腸道裡，統稱為腸道菌。腸道菌不僅數量多到數不清，連種類都多達千種以上。這些腸道菌和人共生，在人體內形成一個非常複雜的微生物生態系。至今，這千千百百種的菌種，到底是如何保持動態的恆定，還有很多未解的謎；但可確定的是，腸道菌生態系的平衡關乎人體的健康。沒有腸道菌，人活不下去；腸道菌相（菌叢生態）不好，腸道就不健康，人就會生病。

腸道菌有好、有壞、有中立。好菌（益生菌）少、壞菌多，消化過程中在腸道留下來的食物殘渣會被壞菌發酵而產生腐敗物質，也就是毒素。偏偏壞菌就愛壞黏液，壞黏液多，壞菌就愈多，它們共同的嗜好就是大量的脂肪、大量的蛋白質，是無葷不歡的葷食主義者。

壞菌和壞黏液會狼狽為奸，破壞腸道環境，影響腸道功能，不僅導致腸道宿便，黏液和毒素也無法排出，堆積過多之後就往身體各處流竄，引發各種發炎反應，過敏症狀也就跟著產生。

●● 腸道保健之道：益生菌、纖維素

　　好菌吃素、壞菌吃葷，想要有不發炎的好腸道、能夠正常運作的健康腸道，飲食習慣就應好好調整，多吃素、少吃葷，幫好菌創造好環境。曾有研究顯示，大量攝取高纖食物，纖維素在進入腸道之後，不但會吸附毒素，還會讓分解纖維的好菌增生，所產生的短鏈脂肪酸，保持腸道的微酸性，可以抑制壞菌滋生。

　　現代人重養生，也了解腸道健康的重要性，多少知道要攝取益生菌來調整腸道中的菌叢生態。市售的益生菌商品種類繁多、各有噱頭，但其實每個人的腸道環境都不一樣，跟菌種的互動結果也不盡相同，大人、小孩所需的益生菌也不同。

●● 益生菌「活著」抵達腸道，很重要

　　先不論市售益生菌的菌種為何，益生菌要能改善腸道環境，首先得要「活著」抵達腸道。目前的益生菌產品，大致分為「死菌」與「活菌」，各有優缺點。日本就是採用「死菌」為主軸，因為就算是「死菌」，它的有機成份仍然能對抗壞菌。而台灣是採用「活菌」路線，所以益生菌要能發揮功效，關鍵就在於它的存活率。但益生菌其實相當脆弱，很容易受到外在環境如製造過程、溫度變化等的影響而大幅降低活性，進入

人體內後又可能遭受胃酸、膽鹼的破壞，最後實際進入腸道而能夠發揮作用的菌數已十分有限。因此，選擇活性比較高的益生菌，相對來說，就能增加益生菌「活著」到達腸道的比率。

●● 益生菌複方

除了益生菌的活性和有效性，我所研發的益生菌複方，還有高抗氧化力，高效改善腸道功能，還能有效降低導致發炎反應的自由基，有助於淋巴排毒，減少體內毒素。

在菌種選擇上，成人的益生菌，我建議芽孢乳酸菌，這種菌種能夠耐高溫，存活率比較高，以及內含益生菌的食物，例如纖維素，讓益生菌存活更久。

給小朋友吃的益生菌，更是不能馬虎，在幾百萬種菌種中仔細挑選出 8 種益生菌，包括龍根菌、發酵乳桿菌、瑞士乳桿菌、嗜酸乳桿菌、鼠李糖桿菌、副乾酪乳桿菌、乳酸乳球菌、唾液乳酸桿菌等。這 8 個菌種有 12 篇國際期刊論文作為佐證，足以確定其功效。

●● 你家小朋友吃了什麼益生菌？你知道嗎？

我認為只鎖定有研究證據支持功效的菌種，而且主要是以抗發炎為目的。

例如：

①**龍根菌**是人類腸道原生的菌種，隨著年齡增長會逐漸減少，增加這個菌種可以提升免疫功能、減少致癌物產生；②**發酵乳桿菌**除了可以耐酸，根據最新研究報告，還能應用於抗感染上，有抵抗病毒功能，能保護腸黏膜、預防感染；③**瑞士乳桿菌**則是能分解難以消化的蛋白質，可消除牛奶引起的脹氣；④**嗜酸乳桿菌**是小腸內數量最多的菌種，除了耐酸，還可以降低膽固醇，抑制金黃色葡萄球菌、沙門氏菌、大腸桿菌。⑤**鼠李糖桿菌**是目前世界上研究最多的益生菌，耐高溫，也是首批被證實能夠在人體腸道存活、生存的益生菌之一，可降低牛奶與食物過敏問題，預防不明原因的腹瀉等；⑥**副乾酪乳桿菌**就是近年來廣為人知的 LP 菌，因為抗過敏效果顯著而被廣泛運用；⑦**乳酸乳球菌**可讓壞菌不易附著於腸道，緩解腸道發炎狀況；⑧**唾液乳酸桿菌**經由細胞實驗證實可增加免疫路徑 Th1 CD4（+）淋巴球細胞，顯著增加免疫細胞來對抗病毒。

利用上述 8 種益生菌改善腸道環境之後，可以加入抗氧化能力很高的有機硒酵母成分，硒（Se）是人體必需的微量元素，也能有效對抗自由基，研究指出能預防許多特定癌症，如大腸癌、前列腺癌、肺癌，美國食品藥物管理局 FDA 更於 2003 年認可「硒有助降低罹癌風險」的訴求。硒又分為有機硒跟無機硒兩種，其中無機硒具毒性且不易吸收，所以並不適合人或動物使用。

加入高抗氧化物成分，主要就是降低身體的發炎反應，最後再搭配綜合蔬果發酵粉，作為益生菌的食物來源，讓益生菌利用這些食物繁殖，同時也產生有機酸，有機酸能對抗喜歡鹼性環境的壞菌，同時還能促進

腸道表皮細胞的正常代謝機能，維持免疫屏障不被破壞，可以提升人體的免疫機制。

要注意包埋技術與添加劑

我建議採取目前最好的 3 層包埋技術，除了添加鈣離子穩定細胞膜、全乳蛋白阻絕氧氣，並且添加膠體以幫助對抗胃酸，這樣才能讓益生菌通過層層考驗，安全抵達腸道。

小朋友的益生菌是膠囊形式，很多家長一定心中充滿疑惑，怎麼會採取這種不方便小朋友食用（而且小朋友也不愛）的形式？但考慮到要給小朋友吃最天然的成分，堅持不添加糖粉、色素等人工添加物，也因此沒辦法採用鋁袋包裝。原來做成這種包裝方式需要加入減稠劑，就一定必須添加人工添加物，這是我們從代工廠那兒學來的常識。

不能有人工添加物是我絕對的堅持，絲毫不能讓步。小朋友年紀還那麼小，身體的解毒功能都還不成熟，怎麼能吃人工添加物？我們研發的益生菌完全沒有甜味，但奇妙的是沒有小朋友會排斥，因為沒有添加物，也不像市售一些益生菌產品有幾歲以下孩童不能吃的限制，連剛出生的寶寶就能吃。

有效抗發炎兩招：益生菌或足蒸

市售大多數的益生菌，主要功能都是改善腸道環境。

我研發的益生菌，除了同樣能改善腸道，因為還有高抗氧化物成份，對抗發炎相當有效。比如很多孩子高燒不退時，其實不需要急著使用退燒藥，一方面發燒是身體的智慧展現，一方面也建議少吃西藥，我們很多小患者都是立刻吃益生菌，讓體內的自由基降下之後，就會逐漸退燒。

還有很多過敏兒，早上起床就狂流鼻涕、打噴嚏，最後甚至變成鼻竇炎，後來開始吃益生菌，就減緩發炎反應，使症狀好轉很多。

當然也可以並行足蒸來減低發炎反應；因為足蒸是主動創造高溫環境，細菌、病毒並不喜歡高溫，所以能有效對抗發炎反應。

益生菌的作用

　　若將孩子的腸道比擬成土壤，益生菌比擬成種子，蔬果的纖維質作為肥料，只要挑選出最適合的菌種，益生菌就能在肥沃的土壤中成長茁壯，同時還能透過抗氧化物成份的協助，幫助體內毒素排出，恢復健康的腸道環境，避免過敏原或毒素透過腸壁進入體內。

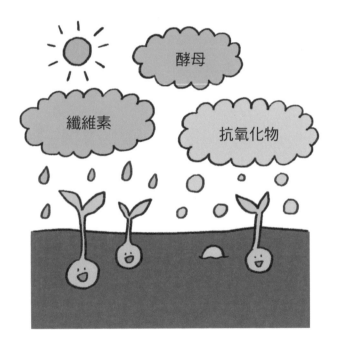

纖維素

酵母

抗氧化物

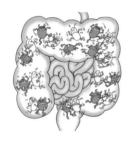

單一菌種在腸道內辛苦的對抗壞菌。

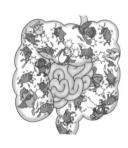

8 支益生菌在腸道內互相幫助彼此共
生，分工合作地調節免疫系統，改善消化
道功能。

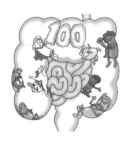

益生菌 100 億菌數剛剛好，能有效產
生定殖，真正發揮功效。

益生菌如何使用

① 調整飲食的葷素比例，效果更好。	飲食比例若能調整至植物佔 7/8、肉食佔 1/8，益生菌的存活率更高，也能延長益生菌存活時間。
② 有包埋技術，可隨時吃。	很多益生菌會特別註明飯前或飯後吃，主要是擔心益生菌是否能安全抵達腸道，如果採取目前最多高達 3 層的包埋技術，就不必顧慮服用的時間點，隨時都可以吃。
③ 空腹吃，消化較好。	建議在空腹的狀態下吃，此時腸胃道的消化功能較好，例如在餐前或餐後的 2 小時。
④ 孕婦、嬰兒都可吃。	懷孕中的母體，其腸道、產道的細菌都會影響腹中胎兒的腸道菌叢生態，所以若能從懷孕時就開始補充益生菌，可以提早建立嬰兒腸道菌叢生態的完整性。不過，重點當然是要挑選完全沒有添加物的益生菌，對孕婦與胎兒來說比較安全，而這樣沒有添加物的益生菌，剛出生的嬰兒也可以立刻服用。
⑤ 發炎或感染時可用。	如果益生菌中含有高抗氧化物成分，不只能維持腸道機能，也可以降低身體的發炎反應與自由基，減輕炎症或是感染症狀。

無形的能入：情緒排毒

以下是自我療癒的八個簡易方法：

1. 力量呼吸——活化肺機能、大口排放積壓的情緒

呼吸是維持人類生命的重要機能，運用有技巧的呼吸方式，讓積壓的情緒透過大口吐氣的方式排放，這個動作還可以活化肺機能，促進身體末稍循環通暢。

力量呼吸方法很簡單，只要席地而坐，膝蓋彎曲，雙手環抱大腿，讓胸部貼在大腿上；然後將下巴輕放在大腿上，然後快速的用鼻子吸氣、嘴巴吐氣，並持續反覆吸氣、吐氣的動作，進行 10 分鐘。

2. 能量舞蹈——放鬆身體、恢復身體的敏感度

能量舞蹈是我獨創活化、放鬆身體與提升察覺力的功法，作法很簡單：

1. 雙腳打開與肩同寬。

2. 雙手輕扶著腰，讓腰順時針或逆時針轉圈（照個人習慣即可）。

（1）旋轉的要點是圓、慢、大，也就是圈要圓、速度慢，盡量讓圈的範圍轉大。

（2）當腰部習慣旋轉後，請持續不要停，接下來加入下一個動作。

3. 加入第二個關節——腕關節旋轉。

（1）如果無法維持兩個動作一起做，請回到單獨腰部旋轉即可。

（2）當腰和腕都可以同時旋轉時，準備可以加入第三個關節旋轉。

4. 這時可以加入肘關節一同旋轉，以及肩、頸、胸、髖、膝和踝關節旋轉。

（1）胸椎的旋轉方式是，當腰椎在動時，只要做深呼吸的動作，胸椎就會跟著旋轉。

5. 最後要結束前，也要慢慢將旋轉停止，切記不可突然停止旋轉。

6. 停下來後找個地方坐下或躺下，把注意力放在剛才旋轉的關節上。

7. 注意事項：

（1）一開始可能只能旋轉兩至三個關節，但重點在腰部要持續旋轉，並盡量將關節旋轉的幅度加大，重點在要圓要大，並將注意力放在旋轉的關節上。

（2）旋轉頸部時，如果有頭暈不適的現象，請暫停或放慢速度。

（3）50 歲以上的人，膝關節只要輕輕轉動即可。

（4）當疲倦時，速度可以放慢。

3. 亂語──離開語言層次的思考，讓壓抑的情緒變成聲音釋放

　　亂語的「語」其實並不是語言，而是不停唸出無意義的聲音，讓你暫時離開語言層次的思考，越過紛雜的思維、讓內在被壓抑的情緒有機會抒發，是一種高度宣洩情緒的技巧。

　　有些人因為心裡念頭太多，或是習慣什麼情緒都往心裡放，久而久之不習慣表達，而覺得有口難言、胸口悶、容易生氣，或是情緒莫明低落，只要透過亂語的方式，就可以幫助你打開心門，心情因此變得舒暢。

（請看 P132）

4. 説念——幫腦袋清垃圾，壓力與情緒就會跟著宣洩

因為過於理性以及害怕錯誤，使得我們無法面對自己的真心，這時沒說出口的話，就會留在腦袋不停的轉，成為情緒和壓力的來源，特別是有脾胃問題的人，這種狀況往往更加明顯；而「説念」就是藉由「不要想、不要停」的技巧，把腦袋裡沒有說出來的話或想法隨意講出來，就像幫腦袋清垃圾一樣，把壓力和情緒宣洩出去。

（請看 P132）

5. 靜坐——放鬆心情、緩和情緒，讓身心更平衡

靜坐可以幫助你集中注意力、放鬆心情、緩和情緒，讓整個心思回復到平靜狀態，尤其是常常身體僵硬、無法安靜坐著、心裡有許多情緒紛飛的人，更應該經常靜坐。這裡所建議的靜坐法，不是一般的禪坐，而是「只要靜靜的坐著」就好，方式雖然簡單，事實上是幫助進入禪坐的基礎功夫。

先找個安靜的地方坐著，將脊椎挺直，什麼都不要想。把注意力集中在身體的九大關節，去感受身體的感覺，無論是快樂的或者痛苦的，都以平常心看待，既不逃避也不陷入，進行 10 分鐘。

6. 用「五行」減少情緒糾結——調整心性，就能避免情緒打結

陸續運用力量呼吸、能量舞蹈、亂語、説念、靜坐等方式，可以將卡在內心深處的情緒慢慢清理出去，但光清理是不夠的，在我們清除體內情緒垃圾的同時，還必須找出垃圾根源並且設法減少產生才行。

情緒垃圾產生的數量，和我們的「心」有關，這個「心」指的是心性、個性：也就是一個人的稟性、氣質和思想，要避免情緒時常打結，最根本就是從調整心性下手，最簡單又最有效果的辦法，就是王鳳儀善人以中國五行為基礎的「問性治病法」（又稱為五行講病法），就是將人的稟性、氣質分成木、火、土、金、水，五種基本型，每種類型又各有陰陽之分，其中有利於社會適應的為陽（正面），反之為陰（負面）。

　　稟性呈現陰面的人，由於社會適應不良、人際關係不好，所以情緒容易糾結，使對應的經絡臟腑阻塞、失調而導致疾病，因此必須撥陰反陽、由心轉念，將個人性格中不利於社會適應的陰面，翻轉為有利於群體生活的陽面，否則光只是宣洩原本糾結的情緒，仍是緩不濟急的。

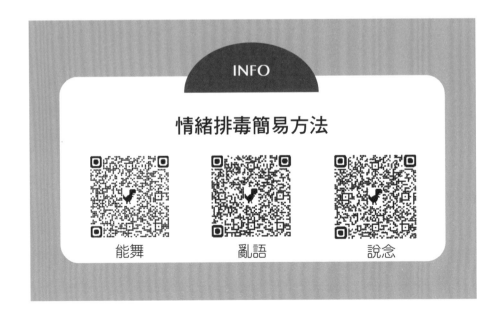

INFO

情緒排毒簡易方法

能舞　　　　　亂語　　　　　說念

向過敏說Bye Bye

身體解毒康復，自在過生活

Chapter

5

「加重反應」是疾病開始好轉

　　一位 OL 病人，常常為了慢性蕁麻疹、便秘、口乾和口臭所困擾，前來治療兩星期之後，疹子退了，卻發生水腫與經痛的症狀。她問我：「怎麼會這樣呢？是狀況加重了嗎？」我說：「這是疾病退返（disease regression，亦稱退行性替化，或病退）現象。是一種好轉反應。」「妳在發疹之前，是不是有水腫和經痛的問題？」她回答：「有。」

　　所謂「疾病退返」，就是身體排除毒素的過程中，隨著體內的積毒被清運出體外，症狀和疾病就會消退，好轉的過程會涵蓋全部的器官。例如：肺癌期，盡力排毒且見效，就會退回腎臟炎，再退至氣喘、皮膚搔癢、便秘、感冒，也就是之前所經歷過的疾病和症狀會倒帶般再發作一次，這是毒素由深層往表層逐步退除的過程。

　　所以，在療程中出現的加重反應，其實是好轉反應，是正常的現象是疾病退返的表現，表示身體正在復原中。

●● 加重反應代表好轉，是疾病退返的表現

　　加重反應，總是讓很多病人在排毒過程中感到困惑。一方面感覺到身體狀況好轉，但又因為出現一些其他狀況而覺得煩惱，不曉得自己的健康狀態到底是變好？還是變壞？其實，這就是所謂的加重反應，也就是好轉反應。

從《同類毒學》的理論：隨著體內毒素日益累積，疾病會逐漸惡化，呈現進行性替化（Disease Progression，病進），一個原本皮膚只有濕疹問題的人，可能最後會演變成肺炎；但如果毒素開始排出體外，疾病會呈現退返性替化（Disease Regression，病退），這時候過去一路走來所有經歷過的病症，會再次重新發生，就像倒帶一般退回去較為輕微的病症，也可以稱之為「震盪走低效應」。

很多患者處在這個時期時都會驚恐不安，我就會跟他們解釋退返性替化的概念，讓他們知道這是疾病正在逆轉的表現，表示身體正在復原中，一定要堅持地熬過去。我也會建議他們採更積極的療程介入，以加速度過這個不好受的時期。

例如從異位性皮膚炎退回到一般的皮膚起疹，處在這個過程時，只要增加足蒸的次數，促進微循環，或是增加排毒的劑量或次數，大量排宿便和減少自由基，好轉反應的症狀就會比較快度過，但如果沒有給予積極的幫助，身體就必須靠自己之力去熬過，好轉反應時期就會拖得比較久。

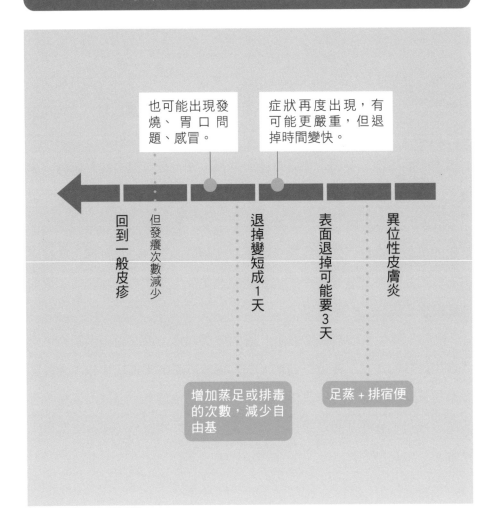

以異位性皮膚炎為說明退行性替化

也可能出現發燒、胃口問題、感冒。

症狀再度出現,有可能更嚴重,但退掉時間變快。

回到一般皮疹

但發癢次數減少

退掉變短成1天

表面退掉可能要3天

異位性皮膚炎

增加蒸足或排毒的次數,減少自由基

足蒸 + 排宿便

●● 復原時程有多久？

　　幾乎每個人進行排毒程序時，都會經歷這些過程。因為毒素、宿便、黏液卡在體內不同的層次，所以清除這些毒素的時候，也會一次次地重新經歷過程，很少人可以直接跳過。就好比以前的戰事，在攻打城池時，城池從前面到後面共有三道防線，要攻城克地只能一道一道地突破，不太可能用高射炮直攻最後一道城池；當然，我不敢說完全不可能，但比例上的確比較少。

　　也有病人常常問：「這個加重反應的過程需要多久？」我會告訴他們，就是看積極介入的程度或方法是否正確，每個人的情形都不太一樣，很難有一個標準化的時程。以孩子高燒不退時為例，可以大量給予 S8 膠囊，利用其中的高抗氧化成份來降低孩子身上的發炎反應，在抗氧化成份的幫助下，孩子就會比較快退燒；但如果除了 S8 膠囊之外，再加上足蒸促進微循環，退燒的速度就會更快。

別怕加重反應

① 原理	即是所謂的好轉反應，從《同類毒學》一書中可知，當疾病逐漸好轉時，身體毒素也逐漸減少，於是疾病會呈現退返性替化，這時候過去一路走來所有經歷過的病症，會再次重新發生，就像倒帶一般退回去較為輕微的病症，也可以稱之為震盪走低效應。
② 對策	如果想要快速度過這個時期，可以更積極介入，例如積極促進微循環，然後增加排宿便、淋巴排毒、肝膽排毒等的頻率與程度，愈積極就會愈快度過。如果完全沒有積極介入，身體就只能靠自己的力量，相對時間就會較長。
③ 時間	這段時間到底會多久？其實每個人都不一樣。除了上述的積極介入程度之外，也和毒素深入程度以及病症期別有關，例如毒素累積相當久，已經進入《傷寒論》六經辨證中的第四期太陰期，毒素清除的時間勢必較久，加重反應時間也會隨之較長；如果處在第二期陽明期，毒素就會較快清除，加重時間也比較短。

●● 進行性替化 VS 退行性替化

　　針對疾病的惡化與痊癒過程，若克威克醫生還提出「進行性替化
／病進」（disease progression）、「退行性替化／病退」（disease
regression）兩項觀點。進行性替化就是疾病的進展，由於人體的抗病力
不夠，無法防禦毒素，毒素便一再往體內深處挺進，病情就愈來愈惡化，
從第一期朝向第六期邁進。退行性替化就是驅逐毒素的過程，如果患者
的抵抗力在罹病期間變好，或者醫生用對了治療方法，毒素可以被排出
體內，疾病就會消退，如從第三期退到第一期。

1. 進行性替代

　　比如說：有一個人，一開始只是經常感冒，以為吃吃抑制症狀的藥
就沒事了，但毒素卻在體內逐漸累積，接著出現便秘、輕微的皮膚搔癢
等過敏症狀，然後氣喘也來了，甚至還腎發炎，最後得了肺癌。你可能
要問：肺癌跟感冒、過敏有什麼關係？其實，從感冒到肺癌，就是一個
毒素累積的過程，排不掉的毒素在體內愈積愈多、愈往深處鑽的過程，
也就是進行性替化，從第一期前進到第六期。而且，疾病惡化的範圍涵
蓋全部的器官，一開始可能只表現在呼吸道上，但隨著毒素的累積進程
與深入，就會擴及其他的器官。

2. 退行性替代

　　反之，退行性替化就是身體排除毒素的過程，隨著體內的積毒被清

運出體外，症狀和疾病就會消退，好轉的過程同樣也是涵蓋全部的器官。前面提到：肺癌時期盡力排毒且見效，就會退回腎臟炎，再退至氣喘、皮膚搔癢、便秘、感冒，也就是之前所經歷過的疾病會倒著順序再發作一次，從第六期退返到第一期。

張仲景的六經辨證也有類似的觀點。如果病情惡化，會由太陽期進入陽明期或少陽期，若再繼續惡化，則進入太陰期、少陰期、厥陰期。反之，倘若病情好轉，則會由厥陰期退返到少陰期、太陰期，復原狀況一路良好，就一直退，直至太陽期。

所以，無論毒到什麼程度，是東方的第五期，還是西方的第六期，都還是可以經由排毒來進行治療，只是愈到後期，體內的毒素愈多，症狀愈嚴重，排毒的過程就會愈艱苦，所需的時間也愈長。因此，若能夠在早期就正視毒素蓄積的問題，例如在第三期時就進行排毒，痊癒的速度自然加快。

不過，看看現今地球被汙染得這麼嚴重，現代人所處的環境實在太毒了，數不盡的各式各樣毒素，讓身體都來不及辨識，體內累積的毒素量多又雜，進行排毒時所可能遭遇的症狀，也只會比以往更為劇烈。

Part 2 排毒必須同時降低自由基

　　疾病的兩個根源就是「毒素」和衍生的「火氣大」，也就是西醫所說所謂的自由基。抗氧化及自由基理論之父哈曼醫師（Dr. Denham Harman），在 1954 年提出自由基理論，即證實它是造成身體老化與疾病產生的重要因素，這個理論也在 1995 年獲得諾貝爾醫學獎。近年來，有更多研究指出，八成以上的疾病都直接或間接與自由基過多有關。

　　身體裡的自由基到底是怎麼來的？每個人的身體裡都有一定含量的自由基。我們每吸一口氣，得到氧氣的同時，有些氧會在細胞裡的轉換過程中出錯，變成自由基，或稱氧化劑，它們到處橫行，會無差別地攻擊病菌和細胞。體內若有過多的自由基，長期下來，傷害不斷累積，身體就老化、虛弱、生病了。

●● 身體解毒時就會產生自由基

　　那，排毒過程中的自由基呢？以肝臟解毒過程為例：肝臟每解一個毒，就是要把它變成水融入在體液中，人體 70% 都是水，所以把毒溶到血液、淋巴裡，可以透過腎臟或是膽汁排出體外。為了將脂溶性的毒素變成水溶性，好讓它能溶於體液之中，在轉換的過程中就產生了自由基。

　　在肝臟解毒的過程中所產生的自由基，也就是中醫俗稱的「上火」或「解毒必上火」。體內火氣大，也代表肝臟解毒的負擔過大，交相影

響。就像廢水處理廠或垃圾場，一下子突然進來太多垃圾和廢水，只好不斷疲於奔命地處理，過程中又會產生很多廢氣、毒氣。

INFO

愛搞鬼的自由基

每個人的體內都有自由基，像原子、分子或離子一樣，所帶的電子數是奇數。由於電子數不成雙，自由基便想從其他細胞身上去搶一個電子來，於是就到處去騷擾細胞，並在搶奪電子的過程中，對正常細胞造成傷害。

體內適量的自由基，可以對細菌進行攻擊，因為自由基會無差別地搶奪細菌或細胞的電子。但若體內自由基過多的話，細胞會遭殃得比較慘。

有研究指出，85% 的老化和疾病，原因都出在體內自由基太多了。

●● 抗氧化食物協助

　　所以，在排毒的療程中，也要同時處理自由基的問題。這類的相關研究很多。例如在排毒療程中，同時加入食物療法，攝取山竹果、醋栗這些高效的抗氧化食物來降低自由基，臨床經驗上，確見病患的火氣降下來了，可見抗氧化物的確有效。

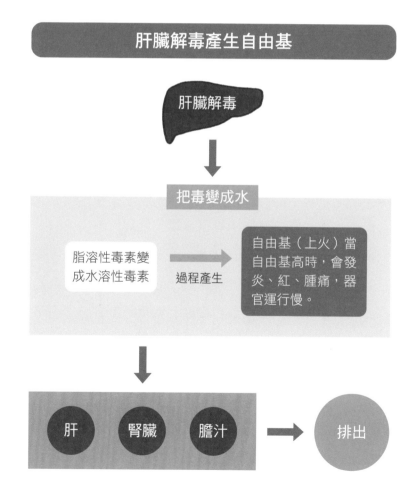

肝臟解毒產生自由基

肝臟解毒

把毒變成水

脂溶性毒素變成水溶性毒素　→　過程產生　→　自由基（上火）當自由基高時，會發炎、紅、腫痛，器官運行慢。

肝　腎臟　膽汁　→　排出

結語

身體有智慧

　　很多人問我：「為什麼這麼簡單就可以把病治好？」我說：「順『天』者昌，逆『天』者亡！這個「天」，就是「身體的智慧」。我只是去理解它，配合它，身體就可以發揮它最大的智慧與能力。

　　的確，我認為疾病是很好治療的；但，偏有很多人把它給複雜化。有一本書《還我健康》，裡頭有一段有趣的描述，大致是說：村子裡有一處懸崖，很多村民經常一不小心就掉下懸崖，頻有傷號，輕者骨折、重者死亡，因此便引來很多專家、醫院駐守於懸崖下方，等著醫治不幸受傷的村民。但是，村民會失足落崖受傷，問題點出在懸崖，於是就有人建議，何不在懸崖旁邊架設一個高高的柵欄，就能防止村民不小心掉落懸崖。姑且不論架設柵欄的意見好不好，懸崖下方的專家與醫院就生氣了，群起反對這樣的建議。確實，他們的反應與柵欄建議的好壞無關，而是防止村民失足落崖的想法會斷了他們的生計和財路。而這，真是一個很弔詭的現象。

　　我說這個故事的重點在於提出「問題點」。大多數人都知道，要解決問題，就是先找出問題點，釐清它，便能輕鬆解決它。可是，也

偏偏有很多人會拐彎抹角，硬是把簡單問題給複雜化處理。為什麼呢？或許跟懸崖下方的醫院一樣，有利可圖？

●● 過敏，也是簡單的問題

過敏，很難纏？對我而言，很簡單啊，一點也不難搞，只要順應身體的智慧就好。會覺得過敏難治，是因為沒有智慧又愛多事，隨便亂搞，疾病才會變得很棘手。

所謂過敏，是指免疫反應中的發炎，並非感染。感染就有病原如細菌、病毒等，譬如扁桃腺發炎的病原是鏈球菌、尿道發炎的病原是大腸桿菌等，找得到病原就屬於感染，而不是過敏。沒有病原狀態下的發炎反應，又跟過敏原有關，西醫就將它定義為過敏。

其實，過敏的問題點很簡單啊，就是發炎，發炎反應何來，就是體內毒素在作怪。既然找到了問題點，只要透過有邏輯的排毒順序：微循環、排宿便、淋巴排毒、肝膽排毒，就能將導致身體發炎的毒素

逐步排出。沒有毒素，沒有發炎，就沒有過敏症狀了。是很簡單的，
不是嗎？

●● 別把細菌逼成智慧型罪犯

　　再談到黏夜，就是進行上述排毒程序時會遇到的最關鍵的角色。
我們已經知道黏液就是細菌的食物，當飲食中有大量肉、蛋、奶時，
身體逐漸累積大量黏液，就會讓細菌跟著也大量繁衍，並會釋放所謂
的細菌毒素，這個毒素會干擾身體的很多生化反應，沒有處理好甚至
會變成菌血症而導致休克，再沒有及時處理就會造成死亡，於是西醫
的做法便是消滅細菌，並拿出最大的武器—抗生素，而使用抗生素的
過程中又會衍生出許多不好的東西，於是便一再惡性循環。這裡的問
題點是什麼？是黏液，不去解決黏液的問題，細菌始終都有食物吃，
怎麼可能被消滅。

　　我舉個有趣例子：八大行業為什麼一直都存在？最主要的原因就

是錢嘛，因為有利可圖，所以就算警察再怎麼掃蕩、防堵，還是有人前仆後繼地投入八大行業。上述的細菌狀況也是一樣的，源源不斷的黏液提供大量食物給細菌，所以就算使用再厲害的抗生素，細菌還是依然想辦法存在，而且會從普通的暴力犯罪份子，逐漸進展成智慧型犯罪，想方設法讓人抓不到，這就是抗藥性產生的過程。西醫消滅細菌的方式，不能說是錯誤的，但卻會衍生出許多副作用，而且會把罪犯（細菌）鍛鍊地越來越高端、厲害。

而自然醫學的方法就很簡單，直接把細菌的食物拿走，不就得了。因此，就要先把身體的黏液排掉，再少吃會產生黏液的肉、蛋、奶食物，同時減少體內的自由基，避免身體產生發炎反應，如此清源又暢流，就能真正消滅細菌。

●● 傾聽身體發出的警訊

我們的身體，真的既有智慧又慈悲。身體之所以產生發炎反應、

過敏症狀，讓你不舒服，其實是在提醒你「該休息了」，或是警告生活已失序的你，再不好好調整生活作息與飲食，老是經常熬夜、睡眠不足、壓力大、亂吃一通，把自己的身體搞那麼地差，那就只好用強制手段逼你閉關了。

　　以前，我在內科病房工作時，曾經有一位四十多歲的男性因肺炎而住院，一開始先用盤尼西林再加第一線抗生素藥物治療，但他還是持續高燒不退，後來經過大約 7 到 10 天的細菌培養，檢驗報告卻讓我們大吃一驚，這位患者感染的是一種抗藥性最強的細菌，類似現在我們所說的超級細菌，所以沒有抗生素可以使用，也許是這個四十多歲的男人本身免疫系統很強，在沒有使用任何藥物治療的情況下，2星期後他竟然自己痊癒了。我們身體真是何等的奇妙，如果免疫系統強大，就連超級細菌也不是對手。

　　所以，我們應該傾聽身體發出的警訊，再採取有邏輯的排毒，將身體毒素逐步逐層清除，「毒出」後便能進行「能入」，當身體的微循環建立好時，不僅可以順利排毒素、吸收營養也更快、更有效，好

的營養透過微循環進入體內時，不僅只有免疫功能會增強，所有器官的功能都會增強。

●● 尊重患者的選擇和決定

自開業行醫以來，我是一步一腳印從最接近民眾的環境開始起家的。我常常遇到一些非常棘手的案例，患者可能是已經看遍西醫都治不好，轉而去看中醫也不見好轉，甚至求神問卜、喝過符咒水、試過很多偏方等都沒有效，最後才找上我。這也和台灣的健保制度有關，看診拿藥既方便又便宜，高血壓來了就趕緊吃降血壓藥，血糖太高就吃糖尿病藥，除非實在病得太嚴重，一般健保醫院又束手無策時，才會自費找上我。反觀，中國沒有健保制度、保險也不普及，去醫院求診相當昂貴，所以病人一定要思考如何用最便宜而有效的方式治病。

若非心理創傷的治療，來找我的台灣患者都是帶著疑難雜症來考驗我的醫術，甚至還帶著西醫的質疑來試驗我。曾有一位乳癌患者，

做足蒸療程以促進微循環，同時間也繼續接受西醫的癌症治療，當她告訴西醫自己正持續在足蒸，這位醫師竟勸她別再做了，免得足蒸會使化療藥物太快排出體外。一聽到這個說法，我真是啼笑皆非。

　　試想：微循環如果比較好，細胞之間的路徑暢通，還比較有可能把化療藥帶入癌細胞深處吧。況且大家都知道，化療藥物毒性相當強、副作用也強，當然是希望藥物深入癌細胞之後，做了該做的事就盡快排出體外比較好。化療藥停留在體內時間很久，對身體怎麼可能比較好？後來，我告訴這位病人，我本身也是西醫出身，如果這位西醫有所疑問，也許我們可以一起討論一下最好的處置方式。

　　當然，我還是會尊重病人自己的選擇和決定。對我而言，我只是提供我認為簡單又有效的方法，但不會去干涉病人要不要接受西醫治療，這就是治療的智慧，畢竟身體是病人自己的，只是扮演一個協助的角色。

●● 治水先要疏理水道，治過敏先要排毒

　　再回到大家都覺得難搞的過敏。現代人之所以過敏愈來愈嚴重，很大的原因是來自於錯誤的飲食習慣與治療方式。西醫的觀點，就是用藥物去壓制發炎反應，沒有去解決根源的毒素、黏液累積的問題，長期圍堵、壓制，往往會使患者疲於奔命，一次次地用藥減緩發炎反應，然後還是一次次地繼續過敏發作。這樣的做法，就好比帝堯時代洪水氾濫，先是任命大禹的父親鯀治水，鯀在河岸邊設堤防洪，但洪水卻愈淹愈高，歷經 9 年仍然沒有治水成功，後來大禹改用疏導方式治水，才終於解決水患。

　　鯀設立河堤治水的方式，就如同西醫圍堵發炎反應，圍堵只能暫時見效，但隨著河水一次次的氾濫，就會逐漸產生瘟疫，也就是過敏形成的原因。如同溪流、河水，最後進入大海的出海口往往都是最髒的，因為此處聚集了所有溪流、河水一路帶來的髒東西，就像人體內長期積累的毒素與黏液，但又用西藥去圍堵發炎反應，而不像大禹那

樣去疏導惡水，最後這些聚集的髒東西爆發，就變成過敏，然後逐漸地變得愈來愈嚴重。

許多病人微循環被破壞、身體累積很多毒素，就是經由長時間、一連串不當的飲食與生活習慣養成的。倘若他早就懂得善待自己的身體、經營管理自己的健康，有智慧的身體怎麼會被他拖累成如此窘境。然而積習難改，所以在治療上，我知道一定要先取得患者的信任，先讓他明顯感受到身體顯著的轉變，之後再逐步調整他不良的飲食與生活習慣。

●● 行醫也有智慧

另一方面，由於許多病人已經依賴西醫方式相當久，儘管效果不大，但對病人來說，已經有某種程度的心靈依賴感。記得剛架構好整套排毒理論時，我常常很直接地希望病人不要再繼續接受西醫治療，可是卻也明顯感受到病人的恐慌，然後身體一有狀況，病人心理上就

會認為與中斷西醫治療有關，於是開始焦躁不安，了解到這種不安的情緒會影響到他的治療效果，我學著調整做法，也許是一種妥協，但是我愈來愈覺得這是一種治療的智慧，不需要直接去撞擊病人原本的信念與習慣，應該配合病人的心理與病情狀況，採取有時退、有時進的治療智慧，當病人的確發現自己身體狀況好轉時，再請他考慮降低西藥的治療次數與劑量。

一個有過敏性氣喘的小病人，依賴類固醇噴劑相當久，硬要禁止他使用噴劑，不只他自己會不安，他的父母想必會更加焦慮恐慌。所以我的策略是，先足蒸、服用益生菌，藉由大量排出體內毒素去降低氣喘發作的次數，等氣喘發作次數少了，再試著減少噴劑的使用次數。本來一天使用 3 次噴劑，當咳嗽、氣喘的次數減少之後，就一天使用兩次噴劑。

此外，小朋友的過敏發作，除了微循環被破壞、長期服用西藥這兩個因素之外，父母的情緒也會影響病情控制，所以治療小朋友時，有時候是連同父母的情緒也需要一併照顧。

●● 能早一點來，就好了

　　雖然我不介意病人常常帶著疑難雜症來考驗我，但我不免替他們覺得惋惜，有些病人實在太慢來了，如果他們能更早一點來求診，趕快開始進行排毒的 4 個步驟，包括改善微循環、排宿便、淋巴排毒、肝膽排毒，逐步排出身體累積的毒素，同時吸收更多能量與營養，效果是非常立竿見影的。以病情不嚴重的人來說，2 週內一定會有明顯效果。

　　有一些病人來找我看診時，已經是癌症末期了，癌細胞轉移速度已經非常快，在《傷寒論》與《同類毒學》的六經辯證、六期論中，發展到癌症已經屬於疾病進展的最後階段，所以就算治療有效，疾病退返所需要的時間也比較久，我常常都想方設法地希望治療能盡快見效，那個過程簡直就在挑戰我的大腦極限。不過，病人真的是我最好的老師，在這些過程中，也讓我累積更多實證經驗，進而組織架構出排毒 4 步驟這樣如此簡單有效的治療方法。這些很慢來的癌症病人，

在排毒治療下，有些仍然奇蹟式地存活至今，但也有些不幸往生，畢竟每個人的身體狀況不太一樣。

「上醫醫未病之病」，我真的希望，病人能夠更早一點來。以過敏來說，只要盡快促進微循環、排宿便、淋巴排毒、肝膽排毒，同時再吸收好能量、好營養，一方面排出身體累積已久的毒素，一方面幫細胞引入好營養，當細胞之間的通道暢通無阻時，就能提升免疫力、提升所有器官功能，最終就能改善過敏。

延遲打通微循環、進行排毒，過敏疾病可能就會逐步惡化，從一開始皮膚起疹、鼻竇炎、過敏性氣喘、再惡化至腎臟、心臟，最後甚至演變成肺癌，在最後癌化階段才開始促進微循環、排毒，就需要更久的時間才會出現效果。但，如果能在過敏性氣喘階段就來求診，相信你很快就會感受到「身體的智慧」。

過敏信號 SOS

作　　者：黃鼎殷
總 經 理：李亦榛
特別助理：鄭澤琪
封面設計：點點設計
美術設計：藍聿昕
插　　畫：藍聿昕

出 版 者：風和文創事業有限公司
電　　話：（02）27550888
傳　　真：（02）27007373
網　　址：www. sweethometw.com.tw
E m a i l：sh240@sweethometw.com
地　　址：台北市大安區光復南路 692 巷 24 號 1 樓

總 經 銷：聯合發行股份有限公司
電　　話：（02）2917-8022
地　　址：新北市新店區寶橋路 235 巷 6 弄 6 號 2 樓

印刷承製：晨暄有限公司
電　　話：（02）8221-7100
初版一刷：2024 年 11 月
定　　價：380 元

國家圖書館出版品預行編目資料

過敏信號SOS
黃鼎殷著. -- 初版.
-- 臺北市： 風和文創事業有限公司，2024.11
　面；　公分
ISBN 978-626-98640-3-4(平裝)

1.CST: 過敏性疾病　2.CST: 保健常識　3.CST: 健康法
　411.1　　　113013853